Wegweiser zum Nichtraucher

Über den Autor:

Jan Siefken, geboren 1971 in Hamburg, ist gelernter Kaufmann im Groß- und Außenhandel. Im Anschluss an seine Berufsausbildung studierte er in Lüneburg Betriebswirtschaftslehre mit Schwerpunkt Marketing. Er ist seit 1998 im Internet als Webmaster, Onlineredakteur und Contentmanager tätig und beschäftigt sich zudem insbesondere mit den Themen Suchmaschinenoptimierung, Onlinewerbung und E-Commerce.

Der Autor des Buches rauchte selber über 20 Jahre lang täglich eine Schachtel Zigaretten und hat mehrfach vergeblich versucht sich das Rauchen abzugewöhnen, bevor er es schaffte sich von einem Tag auf den anderen, mit einer einfachen Methode, das Rauchen endgültig abzugewöhnen. Die Erfahrungen, mit denen es jeder Raucher schaffen kann endlich wieder Nichtraucher zu werden, gibt der Autor in diesem Buch wieder.

Weitere Informationen zum Buch und Bestellmöglichkeiten finden Sie im Internet unter der Adresse

www.nichtraucher-buch.com

Jan Siefken

Wegweiser zum Nichtraucher

Endlich Schluss mit dem Rauchen

Jan Siefken
Mail: Jan.Siefken@t-online.de
Internet: www.nichtraucher-buch.com

Copyright © 2008 Jan Siefken
Herstellung und Verlag:
Books on Demand GmbH, Norderstedt
ISBN-13: 9783837057287

Bibliografische Information der Deutschen Nationalbibliothek: Die Deutsche Nationalbibliothek verzeichnet diese Publikation in der Deutschen Nationalbibliografie; detaillierte bibliografische Daten sind im Internet über http://dnb.d-nb.de abrufbar.

Inhaltsverzeichnis:

Vorwort: 7
Wie man mit dem Rauchen anfängt 11
Nikotin-Test – Wie abhängig sind Sie? 15
Die Nikotinsucht 17
Rauchen – Suchterkrankung oder schlechte
Angewohnheit? 18
Die innere Leere 21
Rauchen bei Stress 23
Die Konzentrations-Zigarette 27
Langeweile 29
Die Gewohnheits-Zigarette 31
Weniger rauchen – ist das eine Lösung? 33
Der Staat verdient am Raucher 38
Rauchverbot - Auswirkung auf den
Tabakkonsum? 42
Rauchen - Auswirkungen auf die Gesundheit . 43
Zigarettenrauch ist giftig 47
Korrelation Alkohol und Tabak 49
Wie schädlich ist das Rauchen wirklich? 50
Passivrauchen - Die unterschätzte Gefahr 52
Die Kosten des Rauchens 55
Rauchen am Arbeitsplatz 59
Warum rauchen wir immer weiter? 61
Die Methode Willenskraft 64
Nikotin-Ersatzmittel 66
Light-Zigaretten 69
Die Schlusspunkt-Methode 70
Die innere Überzeugung 71
Die Vorteile des Nichtrauchens 77
Die Vorteile des Rauchens 80
Der richtige Zeitpunkt 81

Die Entzugserscheinungen.............................82
Schlank bleiben – Ohne rauchen.....................85
Sport statt rauchen 95
    Wie viel Sport sollten Sie machen? 98
Beschäftigung ohne Zigarette.........................99
Rauchen und Geselligkeit..............................101
Nichtraucher bleiben.....................................104
Aus Rückfällen lernen...................................107
Nachwort...109

Vorwort:

Wollen auch Sie endlich mit dem Rauchen aufhören?

Viele Raucher versuchen seit Jahren mit dem Rauchen aufzuhören und schaffen es aber leider nicht. Zu stark ist die Nikotinsucht und die guten Vorsätze sind schnell wieder dahin - und die nächste Zigarette wird angezündet. Der Raucher befindet sich in einem ständigen Teufelskreis zwischen Vernunft und der Sucht nach dem Tabak.

In diesem Buch wird gezeigt, wie es für jeden Raucher möglich ist, mit dem Rauchen aufzuhören - egal wie lange Sie schon rauchen und wie viele Zigaretten Sie täglich rauchen. Machen Sie endlich Schluss mit dem tödlichen Zigaretten-Qualm und fangen Sie ein rauchfreies, neues Leben an!

Erfahren Sie in dem Nichtraucher-Buch wie es möglich ist, sich von der Last des Rauchens innerhalb weniger Tage zu befreien - Endlich Freiheit für Ihre Gesundheit und Ihren Willen! Fangen Sie noch heute an, befreien Sie sich von der Sucht und werden Sie Nichtraucher mit Hilfe dieses Buches!

Das Buch wendet sich an jeden Raucher, der mit dem Rauchen aufhören will. Erfahren Sie hilfreiche Tipps, die Ihnen dabei helfen können die Nikotinsucht endlich zu überwinden. Wenn Sie sich jetzt fragen, ob Sie es auch schaffen werden mit Hilfe des Buches das Rauchen aufzugeben, dann lassen Sie sich versichern: Ja, es ist möglich!

Sie müssen nur zwei Voraussetzungen mitbringen:

1. Sie müssen das Buch bis zu Ende lesen und alle Anweisungen befolgen.

2. Sie müssen auch wirklich mit dem Rauchen aufhören wollen. Das ist ein besonders wichtiger Punkt! Wollen Sie tatsächlich mit dem Rauchen aufhören oder sind Sie nur halbherzig bei der Sache?

Für alle Raucher, die mit ganzem Herzen aufhören wollen, aber es bisher nicht geschafft haben, ist dieses Buch geschrieben.

Ich selber habe über 20 Jahre meines Lebens in täglicher Abhängigkeit mit der Zigarette gelebt. Ungefähr 17 Jahre habe ich vergeblich versucht von der Tabaksucht weg zukommen. Leider vergeblich! Die guten Vorsätze, gefasst zu Silvester, zum Geburtstag, nach dem Abitur, nach der Bundeswehr, nach der Ausbildung, nach dem Studium ... Immer wieder wurde der eigentlich gute Vorsatz zu Nichte gemacht von der Sucht nach der Droge - dem Nikotin! Ja, ich sage hier bewusst "Droge" und nicht "Genussmittel", als was der Tabak oft eingestuft wird. Nikotin ist kein harmloses "Genussmittel" wie Kaffee, Zucker, Schokolade oder Tee - Nikotin ist eine gefährliche Droge, die körperlich und psychisch abhängig macht.

Gut, wenn wir der Erkenntnis folgen, dass der Tabak eine Droge ist, die schnell süchtig macht, dann folgern wir daraus:

"Nikotin ist eine gefährliche Droge, die schnell süchtig macht! Fangen Sie niemals mit dem Rauchen an! Sie werden es später bereuen, dass Sie jemals mit dem Rauchen angefangen haben!"

Schön, wenn ein Nichtraucher diese Zeile lesen würde, und dieser Erkenntnis folgend, niemals mit dem mit dem Rauchen anfangen würde. Leider ist das aber nicht die Realität. Alleine in Deutschland gibt es Millionen Raucher und auch heute noch fangen Tausende junge Leute täglich das Rauchen an.

Mit diesem Buch möchte ich den Rauchern eine Hilfestellung geben, die endlich zum Nichtraucher werden wollen - und zudem möchte ich alle Jugendlichen davor warnen jemals mit dem Rauchen anzufangen.

Für alle die Raucher, die mit dem Rauchen aufhören wollen, ist dieses Buch geschrieben. Ich hoffe, dass meine Erfahrungen und Tipps auch

Ihnen helfen können endlich ein rauchfreies Leben zu führen!

In diesem Buch wird exemplarisch die Abhängigkeit von der Zigarette beschrieben. Die Hinweise richten sich aber auch an andere Formen der Nikotinsucht, wie etwa an Zigarren - und Pfeifenraucher.

Reinbek, im August 2008
Jan Siefken

Wie man mit dem Rauchen anfängt

Wie fängt man eigentlich mit dem Rauchen an? Kein Raucher kommt schließlich schon mit Zigarette auf die Welt. Wir alle werden als Nichtraucher geboren und trotzdem fangen einige Leute später das Rauchen an und andere wiederum nicht.

Die meisten Raucher fangen bereits im jugendlichen Alter, zwischen dem 13. und 21. Lebensjahr mit dem Rauchen an. Oft raucht man nur aus Gruppenzwang mit, oder weil es einfach zum Erwachsenwerden dazugehört. Die Erwachsenen rauchen ja schließlich auch.

Die erste Zigarette schmeckt abscheulich und man muss es auch erst lernen richtig zu rauchen, d.h. den Tabak zu inhalieren. Zu Anfang müssen wir nach dem Rauch einer Zigarette husten, uns wird schwindelig und manchmal auch übel. Hierbei liegt die eigentliche Gefahr, weshalb wir schnell abhängig werden, ohne es zu merken.

Wir denken nämlich "Ich rauche ab und an mal eine, aber ich werde nicht so schnell abhängig, denn ich muss ja erst lernen zu rauchen. Und so toll schmeckt die Zigarette auch nicht. Ich kann jederzeit wieder aufhören."

Ehe wir uns versehen, haben wir fast ständig Zigaretten dabei und kaufen uns regelmäßig eine neue Schachtel. Der Zigarettenkonsum steigt langsam an, d.h. wir rauchen täglich mehr. Morgens nach dem Aufstehen rauchen wir zwar noch nicht gleich, aber so gegen Vormittag zünden wir die erste Zigarette an.

An diesem Punkt ebnet sich oftmals der Weg in eine jahrelange, manchmal lebenslange Abhängigkeit von dem Nikotin.

In Deutschland rauchen immer noch über 20 Millionen Menschen. Die erste Zigarette rauchen Kinder im Schnitt schon mit 13 Jahren. Jedes Jahr sterben allein in Deutschland zwischen 110.000 und 140.000 Menschen an den Folgen des Rauchens. Seit Beginn des Jahres 2000 sind damit mehr als eine halbe Million Menschen in Deutschland an ihrem Tabakkonsum verstorben. Das entspricht der Einwohnerzahl einer deutschen Großstadt![1]

Wenn das Rauchen so gefährlich ist, dann muss sich jeder vernünftige, rational denkende Mensch die Frage stellen, warum wir überhaupt rauchen - wenn wir doch alle wissen wie schädlich das Rauchen ist.

Nicht nur durch den Gruppenzwang fangen Jugendliche mit dem Rauchen an. Gerade auch

---

[1] Bundeszentrale für gesundheitliche Aufklärung, "BZgA informiert über den Bericht der Obersten Amerikanischen Gesundheitsbehörde", 29.06.2004

das Rauchen in Film und Fernsehen hat Einfluss auf das Rauchverhalten von Kindern und Jugendlichen. Danach haben Kinder und Jugendliche ein doppelt so hohes Risiko mit dem Rauchen zu beginnen, wenn in von ihnen gesehenen Filmen häufig geraucht wird. Das ist das Ergebnis der veröffentlichten Studie "Rauchen in Film und Fernsehen - Wirkungen auf Kinder und Jugendliche"[2].

Je mehr Rauchszenen ein Kind oder ein Jugendlicher in Filmen gesehen hat, desto höher ist die Wahrscheinlichkeit selbst mit dem Rauchen zu beginnen. Besonders rauchende Stars sind ein Vorbild für Kinder und Jugendliche, die das Rauchen als attraktives Rollenmodell übernehmen.

Die Drogenbeauftragte der Bundesregierung, Sabine Bätzing, erklärt zu den Studienergebnissen: "Rauchen ist das größte vermeidbare Gesundheitsrisiko unserer Zeit. Wir brauchen größere Sensibilität und Zurückhaltung bei den Filmschaffenden und Sendern. Rauchen in Film und Fernsehen ist kein 'wertfreies' dramaturgisches Mittel oder bloße Realitätsdarstellung, sondern für Kinder und Jugendliche immer auch

---

[2] Die Studie wurde im Auftrag des Bundesministeriums für Gesundheit von PD Dr. Rainer Hanewinkel und Dr. James D. Sargent vom Institut für Therapieforschung, Kiel durchgeführt. Sie ist im Internet unter www.drogenbeauftragte.de veröffentlicht.

Vorbild, das zur Nachahmung verleitet. Besonders bedauerlich ist, wenn gerade in deutschen Produktionen, die auch für Kinder freigegeben sind, vergleichsweise häufig geraucht wird. Es muss eine Debatte über die Vorbildfunktion und Verantwortung von Film und Fernsehen angestoßen werden."

Bereits im November 2006 war eine erste Teilstudie "Rauchen in Film und Fernsehen - Verbreitung des Rauchens im deutschen Fernsehen und in deutschen Kinofilmen" veröffentlicht worden. Im internationalen Vergleich wird demnach in Serien und Spielfilmen deutscher Produktionen doppelt so häufig geraucht wie in ausländischen Produktionen. Selbst in Filmen mit einer Altersfreigabe für Kinder kommen in deutschen Produktionen häufiger Rauchszenen vor.

Mit einer Anti-Rauch-Kampagne wollen die großen Hollywoodstudios jugendliche Zuschauer vor den Gefahren des Zigarettenkonsums warnen. Zusammen mit Kaliforniens Gouverneur Arnold Schwarzenegger gaben sie diese Initiative bekannt. Filme für ein jüngeres Publikum, in denen geraucht wird, erhalten auf deren DVD-Veröffentlichung künftig einen Warnhinweis. Vielleicht sollten die Politiker auch hierzulande dem Beispiel der USA folgen und DVDs, die an ein jugendliches Publikum gerichtet sind, mit einem Warnhinweis versehen, wenn dort geraucht wird.

Nikotin-Test – Wie abhängig sind Sie?

Mit dem Fagerström Test for Nicotine Dependence (FTND)[3] können Sie ermitteln wie stark Sie bereits vom Nikotin abhängig sind. Kreuzen Sie bitte ehrlich jeweils eine der Antwortmöglichkeiten an.

1. Wann nach dem Aufwachen rauchen Sie Ihre erste Zigarette ?

☐ Innerhalb von 5 Minuten
3 Punkte
☐ Innerhalb von 6 bis 30 Minuten
2 Punkte
☐ Innerhalb von 30 bis 60 Minuten
1 Punkt
☐ Es dauert länger als 60 Minuten
0 Punkte

2. Finden Sie es schwierig, an Orten, wo das Rauchen verboten ist (z.B. in der Kirche, in der Bibliothek, im Kino, usw.) das Rauchen sein zu lassen ?

☐ ja
1 Punkt
☐ nein
0 Punkte

---

[3] Fagerström KO, Schneider NG. Measuring nicotine dependence: A review of the Fagerström Tolerance Questionnaire. J Behav Med. 1989; 12:159-181.

**3. Auf welche Zigarette würden Sie nicht ver-
zichten wollen ?**

☐   Die erste am Morgen

1 Punkt

☐   andere

0 Punkte

**4. Wie viele Zigaretten rauchen Sie durch-
schnittlich pro Tag?**

☐   mehr als 30

3 Punkte

☐   21 - 30

2 Punkte

☐   11 - 20

1 Punkt

☐   0 -10

0 Punkte

**5. Rauchen Sie in den ersten Stunden nach
dem Erwachen im allgemeinen mehr
als am Rest des Tages ?**

☐   ja

1 Punkt

☐   nein

0 Punkte

**6. Kommt es vor, dass Sie rauchen, wenn Sie
krank sind und tagsüber im Bett
bleiben müssen?**

☐   ja

1 Punkt

☐   nein

0 Punkte

Auflösung des Tests:

0-2 Punkte: geringe Abhängigkeit, 3-5 Punkte: mittlere Abhängigkeit, 6-7 Punkte: starke Abhängigkeit, 8-10 Punkte: sehr starke Abhängigkeit

Die Nikotinsucht

Was bewirkt das Nikotin eigentlich im Körper? Entsteht hier so eine Art von Rausch wie beim Alkohol?

Das kuriose am Nikotin ist, dass der Raucher eigentlich überhaupt nichts von der Droge Nikotin hat.

Während bei anderen Drogen wie dem Alkohol, Marihuana, Kokain, Heroin, LSD, etc. der Konsument in einen Rauschzustand versetzt wird, erreicht der Raucher durch eine Zigarette, Zigarre oder Pfeife, keinen Rausch. Damit will ich jetzt nicht sagen, dass man von dem Tabak auf eine andere Droge wechseln sollte, aber was hat der Raucher von dem Nikotin? Man erreicht durch den Konsum einer Zigarette keinen Rausch oder ähnliches. Warum raucht man also trotzdem weiter, obwohl man eigentlich nichts davon hat?

Rauchen – Suchterkrankung oder schlechte Angewohnheit?

Nikotinabhängige Raucher weisen in der Funktion des Dopamin-Systems im Gehirn ähnliche Defizite auf wie andere Suchtkranke. Das haben Mainzer, Aachener und Dresdner Wissenschaftler um Dr. Christoph Fehr, Oberarzt an der Klinik für Psychiatrie und Psychotherapie, und Prof. Dr. Mathias Schreckenberger, kommissarischer Direktor der Klinik und Poliklinik für Nuklearmedizin des Mainzer Universitätsklinikums, mithilfe der Positronen-Emissions-Tomographie (PET) herausgefunden.

Die Studie, die gerade in der online Ausgabe des renommierten "American Journal of Psychiatry"[4] erschienen ist, zeigt klar, dass die neurobiologischen Auswirkungen von Nikotin ähnlich denen von Alkohol, Kokain, Heroin oder Amphetamin sind – und ist damit ein konkreter Befund, der dem Rauchen die gleichen charakteristischen Merkmale zuschreibt, die auch beim Alkohol- und Drogenmissbrauch auftreten.

Die Frage, ob Rauchen eine echte Suchterkrankung oder doch eher eine schlechte Angewohnheit ist, beschäftigt die Forschung schon seit

---

[4] Christoph Fehr et al. "Association of Low Striatal Dopamine D2 Receptor Availability With Nicotine Dependence Similar to That Seen With Other Drugs of Abuse"; American Journal of Psychiatry, published online March 3, 2008

längerem. Insbesondere ging man nicht davon aus, dass Nikotin die gleichen neurobiologischen Folgen hat wie die so genannten harten Drogen. Diese Annahme haben Wissenschaftler nun in einer Studie widerlegt.

Mithilfe der Positronen-Emissions-Tomographie (PET) haben sie den Dopamin-Stoffwechsel im Gehirn von insgesamt 17 starken Rauchern untersucht und mit demjenigen von insgesamt 21 Nichtrauchern verglichen. Nikotin setzt – ebenso wie Alkohol oder Drogen – in einem Teil des Mittelhirns den Botenstoff Dopamin frei. Rezeptoren auf der Oberfläche von Nervenzellen binden Dopamin und werden in die Zelle geschleust. Bei chronischem Nikotinkonsum kann sich in Folge einer dauerhaften Dopamin-Freisetzung die Dichte der Rezeptoren verändern.

So zeigt die aktuelle Studie, dass in einem Teil des Gehirns – dem so genannten bilateralen Putamen – die Verfügbarkeit bestimmter Dopamin-Rezeptoren bei den Rauchern gegenüber den Nichtrauchern stark erniedrigt ist. Eine ähnlich niedrige Rezeptorverfügbarkeit in diesem Teil des Gehirns tritt auch bei Patienten auf, die Alkohol-, Kokain-, Heroin- oder Amphetaminabhängig sind. Das Dopamin-System im bilateralen Putamen – ein Teil des Striatums – ist entscheidend daran beteiligt, neues interessant zu finden bzw. eine Belohnung bei bestimmten Auslösern zu antizipieren. Eine niedrige Verfügbarkeit von Dopamin-Rezeptoren in diesem Bereich verschlechtert die natürliche Dopamin-Wirkung. "Dieses Muster ist auch von Patienten mit anderen Suchterkrankungen bekannt", erläutert der Erstautor der Studie, Dr. Christoph Fehr. "Dies ist ein Beleg dafür, dass Rauchen eine dem Alkohol- oder Drogenmissbrauch vergleichbare Sucht ist."

In anderen Teilen des Gehirns stellten die Wissenschaftler keine Unterschiede in der Dopamin-Rezeptorverfügbarkeit zwischen Rauchern und Nichtrauchern fest. Die starken Raucher wurden zudem insgesamt zweimal untersucht – einmal unmittelbar nach dem Rauchen, also unter Konsumbedingungen, und einmal 24 Stunden nach der letzten Zigarette, also unter Entzugsbedingungen. "Auch hier konnten wir keine Unterschiede bzgl. der Verfügbarkeit der Dopamin-Rezeptoren im Striatum feststellen – die niedrige Verfügbarkeit war auch unter Entzugsbedingungen noch gegeben", beschreibt Christoph Fehr ein weiteres Ergebnis der Studie. "Wenn diese niedrige Verfügbarkeit noch länger anhält, wäre dies eine mögliche Erklärung, warum es Rauchern so schwer fällt, mit dem Rauchen aufzuhören. Denn eine anhaltende Unterfunktion des Dopamin-Systems scheint ein charakteristisches Merkmal für Abhängigkeit und Rückfallrisiko bei einer Suchterkrankung zu sein."

Schließlich haben die Wissenschaftler innerhalb der Gruppe der untersuchten Raucher die Verfügbarkeit der Dopamin-Rezeptoren mit dem subjektiv erlebten "Rauchverlangen" der Raucher korreliert. "Dieses Ergebnis hat uns zunächst überrascht, denn je größer das Verlangen war, desto höher war die Dopamin-Rezeptorverfügbarkeit in Teilen des bilateralen Putamens, aber desto niedriger in bestimmten Teilen des anterioren und temporalen Cortex", erläutert Christoph Fehr. "Diese charakteristischen Verschiebungen der Dopamin-Rezeptorverfügbarkeit könnten ein wichtiges neuronales Substrat des ‚Rauchverlangens' darstellen. Zur genaueren Einordnung sind hierzu allerdings noch weitere Untersuchungen nötig."

Fazit:

Das Rauchen ist auf jeden Fall keine "schlechte Angewohnheit", sondern es ist eine Suchterkrankung.

Die innere Leere

Das Fatale am Rauchen ist, dass das Nikotin erst bestimmte psychische Symptome schafft und durch den Rauch einer Zigarette werden diese Symptome dann kurzzeitig wieder gelindert - bis die Wirkung der Zigarette abklingt. Ein Teufelskreis entsteht!

Das bekannteste psychische Symptom, unter dem die meisten Raucher leiden, ist das Gefühl der "Inneren Leere".

Was bedeutet "Innere Leere"? Die meisten Nichtraucher können sich darunter nichts vorstellen, denn sie kennen dieses Gefühl nicht - es sein denn, sie waren früher selber mal Raucher. Den Zustand der "Inneren Leere" plagt einen Raucher immer dann, wenn er längere Zeit keine Zigarette geraucht hat und der Nikotinpegel im Blut abgefallen ist.

Wenn der Raucher sich jetzt keine Zigarette anzünden kann, z.B. weil er keine mehr dabei hat oder weil er nicht rauchen darf (S-Bahn, Theater, Restaurant, Arbeitsplatz, etc.) dann entsteht ein Gefühl, dass dem Raucher als "Innere Leere" bekannt ist. Man hat das Gefühl, dass irgendetwas fehlt, ein Gefühl, das dem Hunger oder dem Durst sehr ähnlich ist.

Die Zigarette erzeugt dieses Gefühl der "Inneren Leere" jedoch selber, denn das Nikotin hat den Raucher süchtig gemacht. Jedes Mal, wenn der Nikotinpegel im Blut gesunken ist, signalisiert das Gehirn, dass etwas fehlt - nämlich das Nikotin.

Wenn wir Hunger haben, meldet das Gehirn, dass wir essen sollen, wenn wir Durst haben, kommt die Meldung "Trink was", das Gefühl der Müdigkeit wird gemeldet, weil wir uns durch den Schlaf erholen sollen. Alle diese Meldungen des Gehirns sind für uns lebensnotwendig, denn ohne Nahrung und Wasser können wir nicht überleben.

Beim Nikotin wird nun allerdings fälschlicherweise ständig gemeldet, dass wir diesen Giftstoff brauchen, obwohl dem nicht der Fall ist. Ohne Wasser kann unser Körper nur wenige Tage überleben. Nikotin hingegen brauchen wir nicht zum Leben und trotzdem rauchen wir immer weiter. Warum schaffen es so wenig Raucher vom Tabak loszukommen, obwohl doch jeder weiß wie schädlich der Qualm ist?

Neben dem Gefühl der "Inneren Leere" kommen weitere Situationen im Alltag hinzu, wo der Raucher zur Zigarette greift.

Rauchen bei Stress

Der Alltagsstress ist eine typische Situation, in welcher der Raucher sich eine Zigarette anzündet.

Jeder Mensch erlebt sein ganzes Leben lang immer mal wieder Tage und bestimmte Momente, wo er "Stress" ausgesetzt ist.

"Stress bezeichnet zum einen durch spezifische äußere Reize (Stressoren) hervorgerufene psychische und physiologische Reaktionen bei Tieren und Menschen, die zur Bewältigung besonderer Anforderungen befähigen, und zum anderen die dadurch entstehende körperliche und geistige Belastung. 1936 hatte der Mediziner Hans Selye den Begriff aus der Physik entlehnt, um die "unspezifische Reaktion des Körpers auf jegliche Anforderung" zu benennen. Unter Stress versteht man die Auswirkungen (Symptome) der auslösenden Faktoren (Stressoren). Diese können z. B. physikalischer Natur sein (Kälte, Hitze, Lärm, starke Sonneneinstrahlung etc.) oder toxische Substanzen (z. B. Zigarettenrauch stresst den menschlichen Körper). Auch bestimmte eigene Einstellungen, Erwartungshaltungen und Befürchtungen können auf emotionaler Ebene Stressoren sein. Stress ist also die Anpassung des Körpers an diese Stressoren, bzw. seine Reaktion auf diese."[5]

Warum greifen Raucher bei Stress zur Zigarette?

Stellen Sie sich folgende Situation vor:

Es ist Freitagnachmittag und Sie freuen sich bereits auf das Wochenende. In Gedanken sind Sie bereits beim gemütlichen Grillabend mit Freunden.

Plötzlich stürmt Ihr Chef zur Tür herein mit den Worten: "Es wäre schön, wenn Sie diese Arbeit noch bis zum Feierabend erledigen könnten.", und knallt Ihnen einen Stapel Papiere auf den Schreibtisch.

Was macht der Raucher jetzt in so einer Situation? Klar, er zündet sich erst mal eine Zigarette

---

[5] Quelle: http://de.wikipedia.org/wiki/Stress

an, weil ihm im Unterbewusstsein suggeriert wird, dass der Rauch einer Zigarette den Stress reduziert. Das Absurde beim Rauchen ist allerdings, dass Nikotin selber Stress erzeugt.

"Wieso soll Rauchen Stress erzeugen?", fragt sich jetzt der Raucher. "Das kann doch gar nicht sein, denn nach dem Rauch einer Zigarette bin ich ja so viel ruhiger als vorher".

Das Schlimme am Nikotin ist, dass das Tabaksgift den Raucher in eine Art Teufelkreis bringt. Das Nikotin macht den Körper abhängig. Wenn man länger nicht geraucht hat, dann sinkt im Körper der Nikotinpegel und man leidet unter Entzugserscheinungen, wie Nervosität und Unruhe. Kommt der Raucher jetzt in eine Stresssituation, dann ist der Raucher vorher ohnehin schon gestresst durch den Nikotinentzug. Nun denkt der Raucher: "Wenn ich mir jetzt eine Zigarette anzünde, dann wird der Stress weniger." Nach dem Rauch wird der Stress tatsächlich etwas reduziert - allerdings stellt der Raucher nur kurzzeitig den Zustand her, in dem ein Nichtraucher sich ohnehin befindet. Ein Nichtraucher hat auch Stress, allerdings setzt er nicht noch einen drauf, indem er seinem Körper zusätzlich den ganzen Tag über Stress erzeugende Mittel, wie Nikotin zuführt.

Ein Nichtraucher kann eine Stresssituation somit leichter verarbeiten als ein Raucher, weil er seinen Körper und Geist nicht zusätzlich noch mit Drogen und Giftstoffen belastet.

Rauchen ist eine zusätzliche Belastung für den gesamten menschlichen Organismus und reduziert keinen Stress. Die Arbeit, oder eine sonstige Herausforderung, lässt sich durch Nikotin auch nicht besser erledigen, sondern schwieriger.

Stellen Sie sich folgendes Beispiel vor:

Sie treten mit einigen Ihrer Freunde zu einem Laufwettbewerb an. Ihnen gebe ich aber zusätzlich einen Rucksack, prall gefüllt mit Ziegelsteinen, den Sie während des ganzen Laufes mit sich schleppen sollen. Was meinen Sie, wer wird die Laufstrecke leichter bewältigen können - Sie mit der zusätzlichen Belastung oder Ihre Freunde, die nichts mit sich schleppen müssen?

Durch das Rauchen lassen sich schwierige Situationen im Leben nicht besser meistern, sondern im Gegenteil. Es wird für den Raucher mit der Zeit immer schwieriger den Tag ohne Zigarette zu bestehen. Es kommen immer weitere alltägliche Situationen hinzu, die Sie nun angeblich nicht mehr ohne Zigarette erledigen können.

Die Konzentrations-Zigarette

Neben dem Rauchen in Stresssituationen wird jeder Raucher das Gefühl haben, dass der Rauch einer Zigarette auch zu einer besseren Konzentrationsfähigkeit verhilft.

Die Zigarette bedeutet für den Raucher so etwas wie ein Energiemittel für den Geist. In schwierigen Situationen, die besonderer Konzentration bedürfen, zündet sich der Raucher erst mal eine Zigarette an. Hierdurch soll sich die erhoffte Wirkung einstellen, nämlich dass man beim und nach dem Rauchen besser nachdenken kann.

Auch hier erliegt der Raucher wieder einem Trugbild!

Man kann sich durch den Rauch einer Zigarette nicht besser konzentrieren – das Gegenteil ist der Fall! Durch das Rauchen wird das Gehirn schlechter mit Sauerstoff versorgt und somit wird das Nachdenken erschwert.

Der Raucher denkt, dass er sich nach der Zigarette besser konzentrieren kann, weil er durch die erneute Verabreichung von Nikotin kurzfristig die Entzugserscheinungen vermindert. Dieser Effekt hält allerdings nicht lange an, weil das Nikotin den Körper bald wieder verlässt. Sobald der Nikotinpegel im Blut zu sinken beginnt, fangen die Konzentrationsstörungen allmählich wieder an und das Verlangen nach wieder an und das Verlangen nach einer erneuten Zigarette beginnt.

In solchen Situationen fangen viele Raucher an Kette zu Rauchen, eben aus dem Grund, weil die Wirkung der Zigarette nicht lange anhält und man zur besseren Konzentration den Zustand der Entspanntheit gerne durchgehend erlangen möchte. Diesen Zustand des künstlich erzeugten Konzentrationsmangels durch die Abhängigkeit, die Sucht nach dem Nikotin, kennt der Nichtraucher nicht. Der Raucher hingegen versucht nur den geistigen Zustand wiederzuerlangen, den er besaß, bevor er mit dem Rauchen anfing.

Versuchen Sie sich zu erinnern an die Zeit, wie es war, als Sie noch Nichtraucher waren. Haben Sie in der Grundschule (ich gehe davon aus, dass Sie da noch nicht geraucht haben) Zigaretten benötigt, um eine Klassenarbeit zu schreiben, oder um ein Gedicht auswendig zu lernen? Hier haben Sie noch nicht geraucht, aber Sie konnten sich trotzdem konzentrieren.

Hier noch ein weiteres Beispiel, was die Absurdität des Rauchens verdeutlichen soll:

Stellen Sie sich bitte vor, dass Sie an Ihrem Arbeitsplatz vor einer schwierigen Aufgabe sitzen. Sie sollen möglichst schnell eine Tätigkeit verrichten, die ein hohes Maß an Konzentration erfordert. Als Sie mit der Arbeit anfangen wollen, bemerken Sie, dass Sie keine Zigaretten mehr besitzen. Sie kommen ins Schwitzen. Wie sollen Sie sich nur ohne Zigaretten für diese schwierige Arbeit konzentrieren? Sie überlegen sich neue Zigaretten zu kaufen, was allerdings nicht geht, weil Sie die Aufgabe sehr schnell erledigen sollen. Sie haben also keine Zeit sich eine neue Schachtel Zigaretten zu kaufen. Nun komme ich und biete Ihnen folgendes an:

"Wenn Sie mir vier Euro geben, dann lasse ich Sie ein paar Mal die Abgase aus dem Auspuff von meinem Auto inhalieren. Sie sollen nun den Auspuff meines Wagens in den Mund nehmen und ich lasse dann den Motor an. Danach können Sie sich dann viel besser konzentrieren."

Was würden Sie machen? Wahrscheinlich würden sich mich für verrückt halten, denn Sie wollen sich ja nicht umbringen. Nichts anderes machen Sie aber mit dem Zigarettenrauchen, nur das Sie hier pro Zigarette nicht so viele Giftstoffe auf einmal aufnehmen, wie durch den Auspuff eines Automobils – deshalb leben Sie NOCH!

Langeweile

Eine weitere Situation, bei denen der Raucher sich eine Zigarette anzündet, ist der Zustand der Langeweile.

"Langeweile ist in der Grundbedeutung das Gefühl, dass die Zeit ungewöhnlich langsam vergeht, hervorgerufen durch völlige Untätigkeit und fehlende Ablenkung. Diese subjektive Wahrnehmung führt häufig zu Empfindungen der Unlust. Der Zustand der Langeweile ist negativ bezeichnet, im Unterschied zur Muße. In der Philosophie des Existentialismus ist Langeweile ein Grundzustand der menschlichen Existenz. Langeweile entsteht oft durch Monotonie im Alltag, also durch sich wiederholende Ereignisse, die aus subjektiver Sicht nichts Interessantes oder Aufmunterndes mit sich bringen. Oft wird Langeweile auch mit Innerer Leere und Monotonie gleichgesetzt."[6]

Hilft eine Zigarette über den Zustand der Langeweile?

Jeder Raucher oder auch Nichtraucher erlebt täglich Situationen, in denen man der Lageweile ausgesetzt ist. Ein gutes Beispiel hierfür ist das Warten an der Bushaltestelle. Um die Wartezeit, bis zum Eintreffen des Busses zu verkürzen, zündet sich der Raucher erst mal eine Zigarette an. Was bewirkt diese Zigarette jetzt? Verkürzt sie tatsächlich die Wartezeit? Auch hier unterliegt der Raucher einer Illusion, denn das einzige, was die Zigarette bewirkt ist, dass man eine kurzweilige Beschäftigung hat, d.h. man macht irgendetwas. Die Zeit vertreiben würden Sie sich aber auch, wenn Sie einen Kaugummi kauen oder einen Bonbon lutschen würden, Musik hören oder in einer Zeitung lesen würden.

---

[6] Quelle: http://de.wikipedia.org/wiki/Langeweile

Raucher erliegen dem Trugbild, dass Zigaretten über den Zustand der Langeweile hinweghelfen können. Allerdings ist das Gegenteil oft der Fall, weil Zigaretten die Langeweile nicht beseitigen - sondern selbst Langeweile erzeugen!

Nichtraucher sind im Allgemeinen aktiver als Raucher und können daher besser mit der Langeweile umgehen, indem Sie sich selber eine Beschäftigung suchen, z.B. dem Sport nachgehen. Der Raucher hingegen jammert vor sich hin, dass ihm langweilig ist und das einzige Gegenmittel, das er kennt ist wiederum der Rauch einer Zigarette.

Die Gewohnheits-Zigarette

Mit der Zeit verknüpft der Raucher immer mehr Situationen des täglichen Lebens mit einer Zigarette. Wenn man etwas erledigen muss, etwas erledigt hat oder auf etwas wartet – immer ist die Zigarette griffbereit.

Überlegen Sie selber mal, in wie vielen Situationen Sie täglich bewusst oder auch unbewusst rauchen:

- Die Zigarette vor dem Essen und nach dem Essen
- Zum Kaffee oder Tee
- Die Zigarette nach dem Frühstück
- Die letzte Zigarette am Abend

- In Verbindung mit Alkohol
- Nach dem Einkaufen im Supermarkt
- Beim Telefonieren
- Beim Fernsehen
- Beim Lesen
- Am Computer
- An der Autowaschanlage
- Die Zigarette "danach"
- Bei einem schönen Sonnenuntergang
- Auf Partys und Veranstaltungen
- Beim Gespräch mit Freunden
- Beim Spaziergang

Diese Liste läst sich beliebig fortsetzen. Ihnen fallen bestimmt noch mehr Situationen ein, in denen Sie bewusst oder auch unbewusst rauchen.

Nur wenige Zigaretten eines Tages erlebt der Raucher bewusst, d.h. er könnte sich auch am nächsten Tag noch erinnern, zu welchem Anlass er geraucht hat.

Angenommen Sie rauchen 40 Zigaretten täglich und jemand fragt Sie am nächsten Tag, zu welchem Anlass Sie jede einzelne Zigarette geraucht haben. Das werden Sie gar nicht beantworten können. Ihnen fallen wahrscheinlich höchstens ein die Zigarette am Morgen, die nach dem Mittagessen, die bei einem stressigen Telefongespräch und die Zigarette am Abend vor dem zu Bettgehen. Die anderen Zigaretten haben Sie unbewusst, aus Gewohnheit geraucht. Gerade der unbewusste Tabakkonsum stellt einen der Hauptgründe dar, warum jemand zum Kettenraucher wird. Es fehlt oftmals jegliche Kontrolle darüber, wie viel geraucht wird und die Zigaretten werden automatisch angezündet zu jeder Gelegenheit.

Weniger rauchen – ist das eine Lösung?

Jedem Raucher wird immer wieder mal zwischendurch bewusst, wie viel er eigentlich am Tag raucht. Doch ist das Rauchen eigentlich generell schädlich oder schadet es nur wenn man zu viel raucht?

Man könnte ja die These vertreten, dass gelegentliches Rauchen oder wenn man nur eine bestimmte Anzahl täglich raucht, dass es dann nicht schädlich sei.

Auf einigen Werbeanzeigen der Tabakindustrie findet man gelegentlich den Zusatzhinweis "Das Rauchen bewusst genießen". Das soll also heißen, dass die Tabakkonzerne als gutes "Vorbild" auftreten wollen, wegen ihres Image in der Öffentlichkeit. Gleichzeitig soll der nachdenkliche Raucher beruhigt werden. Die Tabakindustrie will natürlich keinen ihrer Kunden verlieren. Täglich gibt es in den Medien Berichte, in denen auf die Gefahren des Rauchens hingewiesen wird und der Raucher lebt mit einer ständigen Angst, dass er sich eine der schlimmen Krankheiten wegen des Rauchens zuzieht.

Was meinen die Tabakhersteller nun mit dem Hinweis "Das Rauchen bewusst genießen"?

Hiermit soll der verunsicherte Raucher beruhigt werden. Es soll dem Tabakkonsumenten vermittelt werden: "Wenn Du nicht zu viel rauchst, dann ist es auch nicht schädlich. Dann kannst Du unbesorgt weiterrauchen."

Was ist dran an dieser Aussage? Wäre "weniger rauchen" eine Alternative zum völligen Rauchverzicht?

Diese Aussage entspricht leider keinesfalls der Realität. Erstens mal wissen wir, dass es kaum einem Raucher möglich ist ständig "bewusst", also weniger zu rauchen. Das mag vielleicht ein paar Tage funktionieren, aber schnell raucht man wieder genauso viel wie vorher.

Ich selber hatte es früher schon mehrfach vergeblich mit der Methode "weniger Rauchen" probiert. Der Gedankengang war dabei stets der selbe:

"Ich werde versuchen ab sofort weniger zu rauchen, dann brauche ich die Zigarette wenigstens nicht ganz aufzugeben."

Das Ergebnis dieses Versuches war dann allerdings stets das gleiche:

Ich rauchte ein paar Tage tatsächlich weniger und versuchte mit maximal fünf Zigaretten pro Tag auszukommen. Allerdings war ich den ganzen Tag über schlecht gelaunt, nervös und gestresst – die typischen Folgen des Nikotinentzugs. Der Körper war es ja schließlich gewohnt, eine bestimmte Menge an Nikotin täglich zu bekommen. Spätestens beim nächsten geselligen Abend, wenn andere Raucher sich zum Bier eine Zigarette nach der anderen anzündeten, war es mit dem Vorsatz "weniger rauchen" leider wieder dahin und schon bald rauchte ich wieder genauso viel wie vorher.

Macht "weniger rauchen" überhaupt Sinn?

Grundsätzlich ist es natürlich so, dass die Wahrscheinlichkeit, durch das Rauchen eine tödliche Krankheit zu bekommen, mit der Anzahl der gerauchten Zigaretten steigt. Wenn ein Wenig-Raucher beispielsweise 30 Jahre lang täglich fünf Zigaretten raucht und ein starker Raucher hingegen 30 Jahre lang täglich 60 Zigaretten raucht, dann würde man jetzt vielleicht denken, dass der starke Raucher eine 12mal höhere Wahrscheinlichkeit hat krank zu werden. Er raucht ja schließlich 12mal so viel wie der Wenig-Raucher.

So einfach ist es allerdings nicht, eine Korrelation zwischen der Anzahl der gerauchten Zigaretten und dem Auftreten einer Krankheit zu ziehen. Es gibt schließlich auch starke Raucher, die lebenslang immer viel geraucht haben, und trotzdem alt geworden sind. Spontan fällt einem dabei natürlich der Altbundeskanzler Helmut Schmidt und seine Frau Loki ein, die beide seit ihrer Jugend rauchen und trotzdem alt geworden sind. Hierbei sollte man allerdings nicht vergessen, dass es sich hierbei eher um Ausnahmefälle handelt, denn es gibt wesentlich mehr Fälle, wo beispielsweise ein "Wenig-Raucher" bereits mit 40 Jahren an Herzinfarkt oder Lungenkrebs gestorben ist.

Wenn Sie eine Gesundheitsgefährdung verringern wollen, dann ist das wirkungsvollste Mittel überhaupt nicht mehr zu rauchen. Auch wenn Sie versuchen weniger zu rauchen, setzten Sie sich einer wesentlich stärkeren Gefahr aus, als ein Nichtraucher. Sie können nicht wissen, ab welcher Menge Zigaretten eine der schlimmen Krankheiten ausgelöst werden.

Nach der norwegischen Studie "Health consequences of smoking 1–4 cigarettes per day" wird auch durch das Rauchen von nur einer bis vier Zigaretten täglich das Risiko verdreifacht, an einer Erkrankung des Herzens zu sterben.

Die norwegische Forschungsgruppe um Kjell Bjartveit[7] hat den gesundheitlichen Zustand sowie die Sterblichkeit von 43.000 Frauen und Männern in einer Langzeitstudie über einen Zeitraum von über 25 Jahren dokumentiert und ausgewertet. Dabei verglichen sie die Versuchsgruppe mit einer Kontrollgruppe von Nichtrauchern, die nie geraucht haben. Bei der Versuchsgruppe handelte es sich um Personen, die zwischen einer und vier Zigaretten täglich geraucht haben. Beim Vergleich der beiden Gruppen ergab sich als Forschungsergebnis ein dreimal höheres Risiko der Beobachtungsgruppe an einer Erkrankung der Koronararterie zu sterben als in der nichtrauchenden Kontrollgruppe. Die Sterberate der leichten Raucher überstieg die der Vergleichsgruppe um das 1,5-Fache. Die Gefährdung durch das Rauchen ist bei Frauen noch höher als bei Männern, stellten die Wissenschaftler außerdem fest. Das Risiko der Frauen der Beobachtungsgruppe an Lungenkrebs zu sterben, beträgt fast das Fünffache der Kontrollgruppe.

Als Ergebnis der Studie darf also festgehalten werden, dass auch sogenannte leichte Raucher sich einem ähnlich hohen gesundheitlichen Risiko aussetzen wie starke Raucher. Bei Frauen ist die Gefährdung durch das Rauchen noch größer. Die Ergebnisse der norwegischen Studie

---

[7] Norwegian Institute of Public Health, Nydalen, Oslo, Norway

wurden in der Fachzeitschrift "Tobacco Control"[8] veröffentlicht.

Durch das Rauchen – egal ob Sie viel oder wenig rauchen – setzen Sie eine Zündschnur in Brand, bei der Sie nicht wissen, wo das Ende der Schnur ist. Das einzige Mittel zum Löschen der Zündschnur ist nicht mehr zu rauchen.

Der Staat verdient am Raucher

Nicht nur der Autofahrer wird besonders hoch vom Staat durch die Steuern belastet, sondern auch der Raucher.

Jeder Raucher finanziert den Staatshaushalt mit durch die Steuern auf seine Nikotinsucht. Nehmen wir im folgenden Abschnitt die Tabaksteuer mal etwas genauer unter die Lupe.

Bemerkungen zum Steuerrecht[9]

Steuergegenstand und Steuergebiet:

Zigaretten, Zigarren, Zigarillos und Rauchtabak (Tabakwaren) unterliegen im Steuergebiet der

---

[8] Tobacco Control 2005, Health consequences of smoking 1–4 cigarettes per day

[9] Quelle: Statistisches Bundesamt, Fachserie 14, Reihe 9.1.1, 2007, Finanzen und Steuern - Absatz von Tabakwaren

Tabaksteuer. Steuergebiet ist das Gebiet der Bundesrepublik Deutschland ohne das Gebiet von Büsingen und ohne die Insel Helgoland. Die Tabaksteuer ist eine Verbrauchsteuer im Sinne der Abgabenordnung.

Steuertarif und Bemessungsgrundlagen:

Die Steuer beträgt für

-Zigaretten seit dem 1.1.2007 8,27 Cent je Stück und 24,66 v.H. des Kleinverkaufspreises (KVP). Mindeststeuer bis 14.2.2007: Abweichend von o.a. Steuertarif entspricht die Steuer für Zigaretten mindestens dem Betrag (Mindeststeuersatz), der sich aus 96 vom Hundert der Gesamtsteuerbelastung durch die Tabaksteuer und die Umsatzsteuer für die Zigaretten der gängigsten Preisklasse abzüglich der Umsatzsteuer des Kleinverkaufspreises der zu versteuernden Zigarette errechnet, soweit dieser Betrag die Tabaksteuer auf Zigaretten der gängigsten Preisklasse nicht übersteigt. Der Kleinverkaufspreis der gängigsten Preisklasse beträgt 4,00 Euro für 18 Stück (Bundesanzeiger Nr. 5 vom 07.01.2006 S. 63), also 22,222 Cent je Stück

Mindeststeuer ab 15.2.2007: Abweichend von o.a. Steuertarif entspricht die Steuer für Zigaretten mindestens 17,11 Cent je Stück abzüglich der Umsatzsteuer des KVP, höchstens 14,07 Cent je Stück.

Mindeststeuer ab 15.2.2008: Entspricht die Steuer für Zigaretten mindestens dem Betrag (Mindeststeuersatz), der sich aus 96 vom Hundert der Gesamtsteuerbelastung durch die Tabaksteuer und die Umsatzsteuer für die Zigaretten der gängigsten Preisklasse abzüglich der Umsatzsteuer des Kleinverkaufspreises der zu versteuernden Zigarette errechnet, soweit dieser Betrag die Tabaksteuer auf Zigaretten der gängigsten Preisklasse nicht übersteigt. Zur Ermittlung der Steuerbelastung nach Satz 1 ist der am 1. Januar eines Jahres geltende Steuersatz maßgebend. Das Bundesministerium der Finanzen macht im Bundesanzeiger jeweils im Monat Januar eines Jahres mit Wirkung vom 15. Februar des gleichen Jahres die aus der Geschäftsstatistik (§ 29) für das Vorjahr ermittelte gängigste Preisklasse für Zwecke der Berechnung der Mindeststeuer bekannt. Hat sich der Preis für Zigaretten der gängigsten Preisklasse im Lauf des Vorjahres geändert, so ist die zuletzt entstandene gängigste Preisklasse maßgebend.

- Zigarren und Zigarillos seit dem 1.1.2007 1,4 Cent je Stück und 1,47 v.H. des Kleinverkaufspreises.

- Rauchtabak

- Feinschnitt seit dem 1.1.2007 34,06 Euro je kg und 18,57 v.H. des Kleinverkaufspreises, mindestens 53,28 Euro je kg.

- Pfeifentabak seit dem 1.1.2007 15,66 Euro je kg und 13,13 v.H. des Kleinverkaufspreises.

Für Zigaretten wird der stückbezogene Steueranteil je begonnene 9 cm Länge des Tabakstrangs erhoben.

Kleinverkaufspreis ist der Preis, den der Hersteller oder Einführer als Einzelhandelspreis für Zigarren, Zigarillos und Zigaretten je Stück und für Rauchtabak je Kilogramm bestimmt. Der Hersteller oder Einführer hat auch für Tabakwaren, die nicht an Verbraucher oder nicht zum Einzelhandelspreis an Verbraucher abgegeben werden sollen, einen KVP zu bestimmen. Dieser Preis darf den Einzelhandelspreis entsprechender Tabakwaren nicht unterschreiten.

Wie viel verdient der Staat jährlich am Raucher?

2007 sind weniger Tabakwaren versteuert worden als im Vorjahr. Während Fachleute auf die Wirkung der Rauchverbote verweisen, beklagt die Zigarettenindustrie sprunghaft angestiegenen Schmuggel.

Rauchverbote und Anti-Raucher-Kampagnen haben manchem Raucher in Deutschland im vergangenen Jahr die Lust am Qualmen genommen. Zumindest wurden weniger Tabakwaren versteuert als ein Jahr zuvor, wie das Statistische Bundesamt in Wiesbaden mitteilte. Insgesamt ging der Handelsverkaufswert von Zigaretten, Zigarren, Pfeifentabak und sogenanntem Feinschnitt um 0,1 Prozent auf 23,1 Milliarden Euro zurück. Das waren rund 20 Millionen Euro weniger als im Vorjahr.

Dazu trugen nach Einschätzung von Fachleuten auch die Rauchverbote bei, die etliche Bundesländer in Gaststätten und Behörden verhängten. Indes betonte der Geschäftsführer des Verbandes der deutschen Rauchtabakindustrie (VdR/Bonn), Franz Peter Marx: "Der Hauptgrund, warum es beim Tabaksteueraufkommen und bei den Zigaretten zurückgeht, ist die Schmuggelproblematik." Laut Verband ist jede fünfte (22 Prozent) in Deutschland gerauchte Zigarette Schmuggelware - und wird damit also nicht hier versteuert.[10]

Rauchverbot - Auswirkung auf den Tabakkonsum?

Was bringen Verbote? Lassen sich die Raucher dadurch vom Qualmen abhalten?

An der Menge an Tabakwaren, die konsumiert werden, hat das Rauchverbot nicht viel verändert. 84 Prozent der Raucher und 64 Prozent der Gelegenheitsraucher gaben an, dieselbe Menge wie zuvor zu rauchen. Lediglich vier Prozent der Raucher und zwölf Prozent der Gele-

---

[10] Quelle. Tagesspiegel, Ausgabe 19.01.2008

genheitsraucher gaben an, seit Einführung des Raucherverbots weniger zu konsumieren. Für Jugendliche stellt das Rauchverbot aus mehrheitlicher Sicht der Befragten kein Hindernis dar. 90 Prozent der Raucher, 80 Prozent der Gelegenheitsraucher und 73 Prozent der Raucher sagen voraus, dass das Verbot Jugendliche nicht davon abhalten wird, erstmals zum Glimmstängel zu greifen.

Dies ergab eine internetrepräsentative Befragung im YouGov Panel Deutschland unter 1.000 Bundesbürgern ab 16 Jahren.

Rauchen - Auswirkungen auf die Gesundheit[11]

Ab der Mitte des 20. Jahrhunderts wurde die starke Gesundheitsschädlichkeit des Rauchens allgemein bekannt. Die Gesundheitsgefahren durch Rauchen sind sowohl epidemiologisch als auch durch biochemisch-molekularbiologische Untersuchungen zweifelsfrei belegt. Tabakrauch enthält einige tausend Stoffe, von denen viele bereits für sich genommen krebserregend sind.

Das Bundesverfassungsgericht stellte bereits 1997 fest, dass Rauchen gesundheitsschädlich ist. Weiterhin wurde höchstrichterlich festgestellt, dass nach heutigem medizinischem Kenntnisstand gesichert ist, dass Rauchen Krebs sowie

---

[11] Quelle: http://de.wikipedia.org/wiki/Rauchen

Herz- und Gefäßkrankheiten verursacht und damit zu tödlichen Krankheiten und Gesundheitsgefahren für nicht rauchende Mitmenschen führt. Bei Tabakerzeugnissen handelt es sich um Genussmittel, bei deren bestimmungsgemäßer Verwendung Gesundheitsschäden regelmäßig auftreten (BVerfG, B. v. 22. Januar 1997, Az. 2 BvR 1915/91, in: BVerfGE 95, 173).

Die Schadstoff-Aufnahme beim Tabakrauchen ist enorm: Wer täglich 20 Zigaretten raucht, und das 20 Jahre lang, nimmt mit seiner Lunge insgesamt sechs Kilogramm Rauchstaub auf und jährlich eine Tasse Teer ("Kondensat"). Diese Art von Rauchvergiftung verkürzt die Lebensdauer - statistisch gesehen - um sechs Jahre (bei zehn Zigaretten täglich also um drei Jahre, bei zwei Schachteln täglich um rund acht Jahre). Das Nikotin verursacht Durchblutungsstörungen, das Kohlenmonoxid Sauerstoffmangel in allen Organen - und selbst Stoffe wie Blausäure, Benzol und Benzpyren sind im Zigarettenrauch nachweisbar.

Benzo[a]pyren ist eine der am längsten bekannten und untersuchten krebserregenden (karzinogenen) Substanzen. Das Risiko, dass Zigarettenrauch Lungenkrebs hervorruft, wird zu einem großen Teil auf Benzo(a)pyren zurückgeführt. Benzopyren wird im Körper in eine Epoxidform umgewandelt, die sich an die DNA binden kann und dann die Struktur der DNA beeinträchtigt, was Zellteilung verhindern oder zu Mutationen führen kann. Die Giftwirkung ebenso wie die karzinogene Wirkung ist auf die Bildung eines karzinogenen Metaboliten zurückzuführen. Benzol wird im Körper oxidiert. Das entstehende hochreaktive Epoxid reagiert mit zahlreichen biologischen Verbindungen und kann auch das Erbgut schädigen. Eine längerfristige Aufnahme kleinerer Benzolmengen führt vor allem zu Schädigungen der inneren Organe und des Knochenmarks. Und Blausäure: Ist extrem giftig, führt zur Blockade der Atmungskette.

Das Einatmen von Tabakrauch ist unter anderem ein gesicherter Risikofaktor[12] für

- verschiedene Arten von Krebs, meist an einer oder mehreren Stationen des umgangssprachlich als Raucherstraße bezeichneten Weges, den der Rauch durch den Körper geht: Rachen-, Kehlkopf-, Speiseröhren-, Lungen-, Magen-, Nieren-, Blasenkrebs u. a.,
- Bauchspeicheldrüsenkrebs und chronische Bauchspeicheldrüsenentzündung (Pankreatitis),
- Asthma,
- erektile Dysfunktion (Impotenz),
- Schlaganfall,
- koronare Herzkrankheit und den daraus resultierenden Herzinfarkt,

---

[12] Quelle: http://de.wikipedia.org/wiki/Rauchen

- Gefäßverstopfungen in den Extremitäten (periphere arterielle Verschlusskrankheit), umgangssprachlich Raucherbein oder Schaufensterkrankheit genannt,
- das Auftreten von Aneurysmata (lokale Aussackungen der Blutgefäße mit der Gefahr des Reißens und daraus resultierender innerer Blutungen),
- Chronisch obstruktive Lungenkrankheit (COPD, umgangssprachlich „Raucherhusten"), Lungenemphysem, chronische Bronchitis und andere Lungenerkrankungen,
- Leberzirrhose,
- Magen-Darm-Geschwüre,
- chronischen Zahnfleischschwund (Parodontitis) und andere Zahnfleischerkrankungen,
- eine Schwächung des Immunsystems und damit verbundene erhöhte Anfälligkeit für Infektionskrankheiten (z.B. Rhinitis, HIV),
- vorzeitige Hautalterung,
- Verzögerte Wundheilung, Misserfolg bei Zahnimplantaten,
- Altersbedingte Makuladegeneration (häufigste Ursache für Erblindung in Europa),
- Verringerung der Leistungsfähigkeit des Gehirns.

Zigarettenrauch ist giftig

Zur Zeit rauchen 1,1 Milliarden Menschen auf der Welt. Wenn nicht umgehend etwas dagegen unternommen wird, werden etwa 500 Millionen von ihnen aufgrund ihres Tabakkonsums vorzeitig sterben.[13]

Der Vergleich zwischen Autoabgasen und dem Tabakrauch ist gar nicht mal abwegig. Der Rauch einer Zigarette enthält mehrere Tausend giftige Substanzen.

Chemische Substanzen im Tabak-Rauch	Sonstiges Vorkommen
Aceton, Toluol	Lösungsmittel
Ammoniak, Methanol, Benzol	Reinigungsmittel
Arsen, Blausäure	Tödliche Gifte
Butan	Camping-, Feuerzeug-Gas
Blei, Cadmium, Nickel, Zink	Batterien, Metallindustrie
Formaldehyd	Desinfektionsmittel, Möbelindustrie
Kohlenmonoxid	Auspuffgase
Methyl-Isocyanat	Chemisches Zwischenprodukt (Bhopal-Gas)

---

[13] Curbing the epidemic. Governments and the economics of tobacco control. Washington, DC, World Bank, 1999.

Nitrosamine	Hochgiftige Stickstoffoxidgemische
Phenole	Schädlingsbekämpfungsmittel
Radon, Polonium	Radioaktive Substanzen
Schwefelsäure	Ausgangsstoff chemischer Produkte
Stickoxide	Oxidationsmittel
Teer	Straßenbelag

Quelle: BZgA, "Auf dem Weg zur Rauchfreien Schule. Ein Leitfaden für Pädagogen zum Umgang mit dem Rauchen. Inhaltsstoffe des Zigarettenrauchs.", 2003

Der Rauch einer Zigarette enthält neben dem Nikotin diverse andere giftige Substanzen, die wir normalerweise nicht zu uns nehmen würden. Kein vernünftiger Mensch würde die Abgase aus dem Auspuff eines Autos inhalieren – außer man wollte sich umbringen. Auf keinen Fall würden Sie aber auf die Idee kommen, dass Sie durch das Einatmen von Autoabgasen Ihre Konzentration steigern oder sich besser entspannen könnten oder dass die Abgase gegen Langeweile helfen könnten.

Langes Rauchen führt zu einer überhöhten Sterblichkeitsrate von 50%. Die Hälfte aller regelmäßigen Raucher fällt dieser Gewohnheit zum Opfer, die eine Hälfte bereits im mittleren Alter, die andere später. Um die 100 Millionen regelmäßige Raucher in der Europäischen Region werden vorzeitig sterben, wenn sie das

Rauchen nicht aufgeben.[14] Aus meiner Sicht hat ihr vorzeitiger Tod allerdings einen nützlichen Effekt – nämlich die Sanierung der Rentenkassen. Viele tote Raucher dürften zwangsweise in die Rentenkasse eingezahlt haben und sind nicht mehr in den Genuss der Rückzahlung, der Rente gekommen. Da freut sich der Finanzminister!

Korrelation Alkohol und Tabak

Gibt es eine Zusammenhang zwischen dem Konsum von Alkohol und Nikotin?

Der Raucher hat ständig so eine Art "Hungergefühl", eine "innere Leere", die gefüllt werden muss.

Das Gehirn von Nikotinsüchtigen scheint auch auf die Droge Alkohol besonders gut anzusprechen. Das erhöht die Gefahr für Raucher, alkoholabhängig zu werden. Eine Studie belegt, dass Raucher mehr Alkohol konsumieren als Nichtraucher – und Trinker häufig rauchen. Es scheint eine starke Korrelation zwischen Alkohol- und Tabakkonsum zu bestehen.

---

[14] Doll, R. et al. Mortality in relation to smoking: 40 years' observations on male British doctors. British medical journal, 309: 901–911 (1994).

Wissenschaftler der Washington University School of Medicine fanden in einer Studie[15] heraus, dass das Risiko für Alkoholmissbrauch unter den Rauchern um 50 Prozent höher liegt als unter den Nichtrauchern. Besonders gefährdet sind hierbei Jugendliche. Das Rauchen macht vor allem das Gehirn von Heranwachsenden empfänglicher für andere Süchte, vermuten die Forscher. Der Grund: Alle Drogen wirken auf das Belohnungszentrum im Gehirn. Steht dieses Hirnareal einmal unter dem Einfluss einer Droge, spricht es auch auf andere Suchtmittel stärker an.

Auf jeden Fall scheint es einen Zusammenhang zwischen Tabak- und Alkoholkonsum zu geben. Bei Alkoholkranken kann man daher nicht ausschließen, dass auch das Rauchen eine Ursache für den zu hohen Alkoholkonsum ist.

Wie schädlich ist das Rauchen wirklich?

Jährlich gibt es mehr Kranke und Tote durch legale Drogen als durch illegale Drogen. Durch das Rauchen sterben mehr Menschen, als durch harte Drogen, wie Heroin, Kokain und Opium. Umso absurder ist es, dass der Staat das Rauchen immer noch nicht wie eine gefährliche Suchtkrankheit ansieht. Während der Heroinsüchtige Hilfe in staatlichen Einrichtungen su-

---

[15] Research Society on Alcoholism, Alcoholism Clinical and Experimental Research

chen kann und sogar noch kostenlos Methadon als Ersatzdroge erhält, ist der Raucher mit seiner Sucht weitestgehend auf sich allein gestellt.

Die sogenannten legalen Drogen wie Alkohol, Tabak oder Medikamente verursachen weit mehr Krankheits- und Todesfälle in Deutschland als die illegalen Drogen. Wie das Statistische Bundesamt (Destatis)[16] zum "Internationalen Tag gegen Drogenmissbrauch" am 26. Juni 2008 mitteilte, sind im Jahr 2006 insgesamt 534.622 Patientinnen und Patienten vollstationär infolge des Konsums von legalen Drogen wie Alkohol und Tabak sowie infolge des Missbrauchs pharmazeutischer und chemischer Produkte behandelt worden. Illegale Drogen wie unter anderem Heroin, Kokain, Opium und Cannabis waren hingegen in 38.164 Fällen verantwortlich für einen Krankenhausaufenthalt.

Darüber hinaus sind aufgrund von alkoholbedingten Krankheiten und an Krebserkrankungen, die mit dem Rauchen in Verbindung gebracht werden können, im Jahr 2006 insgesamt 57.900 Personen verstorben. Die Zahl der durch illegalen Drogenkonsum Verstorbenen beläuft sich auf insgesamt 1.466 Personen.

---

[16] Statistisches Bundesamt (Destatis), Pressemitteilung zum "Internationalen Tag gegen Drogenmissbrauch"

Passivrauchen - Die unterschätzte Gefahr

Auch Nichtraucher sind durch das Passivrauchen, also durch das Einatmen des Tabakrauchs von Rauchern in ihrer Umgebung, einer Gesundheitsfährdung ausgesetzt. Passivrauchen ist gefährlicher, als bisher angenommen. Dies bestätigt eine Studie des Deutsches Krebsforschungszentrums.

Tabakrauch in Innenräumen ist keine Belästigung, sondern eine Gesundheitsgefährdung mit Todesfolgen. Zu diesem Ergebnis kommt das Deutsche Krebsforschungszentrum in seiner neuesten Publikation[17].

"Passivrauch enthält giftige Substanzen wie Blausäure, Ammoniak und Kohlenmonoxid, aber auch eine Vielzahl krebserregender Stoffe wie polyzyklische aromatische Kohlenwasserstoffe, N- Nitrosamine, aromatische Amine, Benzol, Vinylchlorid, Arsen, Cadmium, Chrom und das radioaktive Isotop Polonium 210", stellt die Herausgeberin der Publikation, Dr. Martina Pötschke-Langer, fest. „Für die im Passivrauch enthaltenen krebserregenden Substanzen können keine Dosis-Schwellenwerte festgestellt werden, unterhalb derer keine Gesundheitsgefährdung zu erwarten wäre. Auch kleinste Belastungen

---

[17] Deutsches Krebsforschungszentrum (Hrsg.): Passivrauchen – ein unterschätztes Gesundheitsrisiko, Heidelberg, 2005

können zur Entwicklung von Tumoren beitragen."

Das Ausmaß der Tabakrauchbelastung in Deutschland ist beträchtlich: Über 170 000 Neugeborene jährlich werden bereits im Mutterleib den Schadstoffen des Tabakrauchs ausgesetzt, schätzungsweise über 8 Millionen Kinder und Jugendliche unter 18 Jahren leben in einem Haushalt mit mindestens einem Raucher. In der erwachsenen Bevölkerung werden mehr als 35 Millionen Nichtraucher zu Hause, am Arbeitsplatz oder in ihrer Freizeit mit den Schadstoffen des Passivrauchs belastet. Allein am Arbeitsplatz sind noch immer etwa 8,5 Millionen Nichtraucher dem Passivrauch ausgesetzt.

Passivrauch reizt akut die Atemwege und kann zu Kurzatmigkeit bei körperlicher Belastung, erhöhter Infektanfälligkeit, Kopfschmerzen und Schwindel führen. Diese Symptome können bereits bei kurzzeitiger Belastung auftreten. Jedoch ist Passivrauch auch mitverantwortlich für die Entwicklung chronischer Krankheiten mit Todesfolge. So berechneten die Koautoren der Studie, die Epidemiologen Professor Dr. Ulrich Keil von der Universität Münster und Professor Dr. Heiko Becher von der Universität Heidelberg erstmals die jährlichen Passivrauchopfer für Deutschland: "Durch Passivrauchen versterben jährlich schätzungsweise 2.140 Nichtraucher an einer koronarer Herzkrankheit, 770 Nichtraucher an Schlaganfall, 50 Nichtraucher an chronischobstruktiven Lungenerkrankungen und 260 Nichtraucher an Lungenkrebs. Etwa 60 Säuglinge versterben jährlich durch Passivrauch im Haushalt sowie durch vorgeburtliche Schadstoffbelastungen, weil die Mutter während der Schwangerschaft rauchte", erklären Ulrich Keil und Heiko Becher. Beide Epidemiologen betonen:

"An den Folgen des Passivrauchens versterben in Deutschland derzeit jährlich vermutlich mehr als 3.300 Nichtraucher, das sind mehr Todesfälle als gegenwärtig pro Jahr in Deutschland durch illegale Drogen, Asbest, BSE und SARS zusammen".

Auch ist Passivrauchen mitverantwortlich für die Entwicklung zahlreicher nicht tödlicher Fälle von koronarer Herzkrankheit, Schlaganfall und chronisch- obstruktiven Lungenerkrankungen.

Dr. Martina Pötschke-Langer hält die gegenwärtige Situation der Tabakrauchbelastung von Nichtrauchern in Deutschland für inakzeptabel. Angesichts der geschätzten über 3.300 Todesopfer jährlich und ungezählten Kranken aufgrund des Passivrauchens ist es dringend geboten, ein Bundesgesetz zum umfassenden Nichtraucherschutz in öffentlichen Räumen zu erlassen, das auch die Gastronomie erfasst. Auch eine Informationskampagne zu den Gefahren des Passivrauchens könnte dazu beitragen, die Zahl der

Passivrauchopfer in Deutschland zu verringern. Deutschland muss handeln!

Die Publikation "Passivrauchen- ein unterschätztes Gesundheitsrisiko" wurde erstellt von Wissenschaftlern des Deutschen Krebsforschungszentrums, Heidelberg, des Instituts für Epidemiologie und Sozialmedizin der Universität Münster und des Hygiene-Instituts des Universitätsklinikums Heidelberg.

Die Kosten des Rauchens

Neben den gesundheitlichen Risiken kostet das Rauchen auch eine Menge Geld. Viele Raucher sind sich überhaupt nicht bewusst, wie viel Sie im Laufe ihres Lebens für den Tabak ausgeben. Haben Sie schon einmal nachgerechnet, wie viel Geld Sie sparen könnten, wenn Sie nicht mehr rauchen bzw. wie viel Geld Sie schon im Laufe Ihres Lebens dafür ausgegeben haben?

Folgende Tabelle zeigt auf, was das Rauchen jährlich kostet. Dabei wird ein durchschnittlicher Raucher vorausgesetzt, der täglich eine Schachtel Zigaretten zum Preis von vier Euro raucht.

Anzahl Jahre	Kosten/ Euro
1	1.440,00
2	2.880,00
3	4.320,00
4	5.760,00
5	7.200,00
6	8.640,00
7	10.080,00
8	11.520,00
9	12.960,00
10	14.400,00

Die Berechnung zeigt, was ein durchschnittlicher Raucher an Geld für Zigaretten ausgibt. Dabei wird ein Preis von vier Euro pro Schachtel vorausgesetzt und ein Packungsinhalt von 17 Zigaretten pro Schachtel.

Pro Tag gibt der Raucher also vier Euro aus und im Monat 120 Euro. Jetzt werden sich einige Raucher natürlich sagen "OK, 120 Euro im Monat, das geht ja noch. Dafür bin ich sonst immer sparsam."

Wenn Sie die Kosten für das Rauchen allerdings aufs Jahr hochrechnen, dann sind wir immerhin schon bei **1.440 Euro** – Davon könnten Sie sich schon eine Urlaubsreise leisten.

Wenn wir die Kosten für zehn Jahren berechen, dann ergeben sich stolze **14.400 Euro!**

Hierbei sind jetzt allerdings noch keine Zinsen berücksichtigt. Wenn Sie zehn Jahre lang monatlich 120 Euro zu einem Zinssatz von drei Prozent anlegen würden, dann ergäbe sich am Ende der Laufzeit mit Zinseszinsen ein stolzer Betrag von **16.776,24 Euro! Dafür könnten Sie sich schon ein neues Auto anschaffen.**

Diese Beispielrechnung ermittelt die Summe an Alternativkosten, die sich nach zehn Jahren Qualmerei ergeben würde – und hierbei ziehen wir nur eine Schachtel Zigaretten täglich in die Berechnung mit ein. Überlegen Sie, was es Sie innerhalb der nächsten zehn Jahre kosten würde, wenn Sie zwei, drei oder mehr Schachteln am Tag rauchen.

Aber bleiben wir mal bei unseren Beispielen bei einer Schachtel Zigaretten pro Tag.

Was würden Sie sagen, wenn Heute der Postbote bei Ihnen klingeln würde und Ihnen einen Scheck über 17.000 Euro aus einem Lottogewinn überreichen würde? Wahrscheinlich würden Sie vor Freude in die Luft springen!

Diesen Betrag werden Sie in den nächsten zehn Jahren einfach so verpaffen, von den gesundheitlichen Schäden und deren Folgekosten mal abgesehen.

Hier zeigt sich wieder der traurige Zustand, in dem sich der Raucher befindet. Die meisten

Raucher sind wirtschaftlich denkende, rational handelnde Menschen. Aber beim Inhalieren des Gifts in die Lungen hört die Rationalität auf, vergeuden die Raucher im Laufe Ihres Lebens ein Vermögen für die Befriedigung der Sucht.

Ich möchte ihnen noch ein weiteres Beispiel geben, welches sich mit den Kosten des Rauchens befasst.

Angenommen ein Freund macht Ihnen folgendes Angebot:

"Wenn Du mir jetzt 17.000 Euro zahlst, dann werde ich Dich die nächsten zehn Jahre lang, täglich mit einer Schachtel Zigaretten versorgen."

Würden Sie dieses Angebot annehmen? Im Prinzip hört sich das doch verlockend an. Die Zigaretten werden Ihnen täglich nach Hause geliefert, Sie können sich also den Gang zum Zeitungskiosk sparen. Außerdem wären Sie auch im Falle einer weiteren Erhöhung der Tabaksteuer fein raus. Also warum zögern Sie noch?

Die Gründe, warum die meisten das Angebot wohl nicht annehmen würden sind:

1. Die hohe Geldsumme schreckt ab,
2. Sie haben keine 17.000 Euro zur Verfügung,

3. Sie wissen nicht, ob Sie in zehn Jahren noch rauchen werden.

Der dritte Grund wird auch der Grund sein, warum Sie dieses Buch gekauft haben.

Sie wollen mit dem Rauchen aufhören, wissen aber noch nicht wann und wie.

Rauchen am Arbeitsplatz

Der Raucher belastet nicht nur seinen eigenen Geldbeutel, sondern auch den des Arbeitgebers[18]. Aus diesem Grund ist es nicht verwunderlich, dass immer mehr Unternehmen lieber Nichtraucher einstellen.

Raucher sind für ihre Arbeitgeber eine teure Bekanntschaft, vor allem aufgrund ihrer Krankentage. Raucher sind anfälliger gegenüber Husten, Bronchitis, Erkältung und Grippe. Ein Raucher ist unter Umständen lange Zeit hindurch arbeitsunfähig, was die Arbeitsbelastung der nicht rauchenden Kollegen verstärkt und somit die Kosten des Krankenstands noch zusätzlich erhöht[19]. Ein Unternehmen kann durch

---

[18] WHO-Regionalbüro für Europa, Kopenhagen, Presse-Info EURO/04/02

[19] Health effects of exposure to environmental tobacco smoke. The report of the California Environmental Protection Agency. Rockville, MD, National Cancer Institute, 1999 (Smoking and Tobacco Control Monograph 10).

Krankheit oder Tod, die auf das Rauchen zurückzuführen sind, hoch geschätzte oder unentbehrliche Mitarbeiter verlieren. Das Rauchen kann für den Arbeitgeber eine Reihe von Zusatzkosten bewirken, weil besondere Lüftungsvorschriften eingehalten werden müssen, die Räumlichkeiten häufiger gesäubert und gestrichen werden müssen, entweder für die Raucher oder für die Nichtraucher gesonderte Räume einzurichten sind und die Feuerversicherung höhere Prämien fordert, als wenn in einem Gebäude das Rauchen verboten ist.

In einer schottischen Studie wurden die Produktionseinbußen auf jährlich £292 Millionen geschätzt[20]. Nach Angaben des Canadian National Health Service belaufen sich die zusätzlichen Kosten für einen Arbeitgeber, der einen Raucher einstellt, auf jährlich bis zu $2.565[21]. Berichte zeigen, dass sich die Mitarbeiter allmählich mehr Gedanken darüber machen, wie sich rauchende Kollegen auf das Image ihres Unternehmens auswirken. Die gesellschaftliche Einstellung und die Haltung der Öffentlichkeit zum Rauchen unterliegen zur Zeit einem starken Wandel. Das gilt sogar für die Raucher selbst. Deshalb spricht

---

[20] PARROT, S. ET AL. Costs of employee smoking in the workplace in Scotland. Tobacco control, 9:187–192 (2000).
[21] CONFERENCE BOARD OF CANADA. Report on incremental costs of employing a worker who smokes. Ottawa, Health Canada, 1995.

Vieles dafür, dass Unternehmen eine Nichtraucherpolitik verfolgen sollten.

Warum rauchen wir immer weiter?

So gut wie alle Raucher wissen, dass die Qualmerei stark gesundheitsschädlich ist und obendrein viel Geld kostet. Die logische Konsequenz müsste lauten sofort mit dem Rauchen aufzuhören, oder besser noch, gar nicht erst damit anzufangen.

Warum fällt es dann so schwer mit dem Rauchen aufzuhören?

Nikotin macht stark abhängig. Laut einigen Studien kann es schwieriger sein, mit dem Rauchen aufzuhören als auf Heroin oder Kokain zu verzichten.

Seit 1988 sind sich Wissenschaftler und Gesundheitsbehörden einig, dass Nikotin süchtig macht. In Bezug auf Abhängigkeit und Entwöhnung lässt sich Nikotin durchaus mit Drogen wie Kokain und Heroin vergleichen. Das im Rauch von Tabakwaren enthaltene Nikotin weist alle Kriterien einer Droge auf, die zu Gewöhnung oder Abhängigkeit führt.[22]

---

[22] US Department of Health & Human Services: The Health Consequences of Smoking: Nicotine Addiction. A Report of the Surgeon General. Report 1988.

Nikotin macht körperlich und psychisch abhängig, deshalb ist es so schwer davon wieder loszukommen.

Ich persönlich habe in den letzten Jahren diverse Versuche unternommen mit dem Rauchen aufzuhören, die leider nach einer gewissen Zeit immer wieder gescheitert sind. Mal habe ich ein paar Monate, ein paar Wochen oder auch nur ein paar Tage durchgehalten. Danach hing ich wieder an der Zigarette und rauchte sogar noch mehr als vorher, weil ich in der Zwischenzeit ja "Entbehrungen" durchgemacht hatte.

Jeder Raucher wird die Zwickmühle kennen, in der er sich täglich befindet. Es ist so etwas wie der Kampf zwischen "Engelchen" und "Teufelchen", den der Raucher ständig durchlebt.

Auf der einen Seite steht die Vernunft, die einem immer wieder sagt: "Hör mit dem Rauchen auf, Du bringst Dich damit um!" Ich wurde oftmals in den ganzen Jahren meiner Raucherei von dem schlechten Gewissen geplagt, weil ich natürlich wusste, wie gefährlich das Rauchen ist. Dazu kamen dann noch die ständigen Berichte in der Presse, wer alles an Lungenkrebs gestorben ist. Bekannte Persönlichkeiten waren darunter, wie Schauspieler, Musiker, Politiker.

Royal College of Physicians. Nicotine Addiction in Britain. A Report of the Tobacco Advisory Group of the Royal College of Physicians; London, 2000.

Fast täglich wird man mit Horrormeldungen frequentiert und die Angst macht sich beim Raucher breit. Man will schließlich nicht eine der schlimmen Krankheiten bekommen und man fasst den Entschluss das "Rauchen aufzugeben". Gute Vorsätze werden gefasst und man beschließt Nichtraucher zu werden.

Häufig wird der gute Vorsatz bei der letzten Zigarette am Tag, der Abendzigarette, gefasst. Manchmal auch nach einer Party, wo man extrem viel geraucht hat oder auch während einer Grippe beschließt man das Rauchen aufzugeben oder zumindest weniger zu rauchen.

So schnell die guten Vorsätze gefasst sind, so schnell sind sie auch wieder vergessen - und zwar dann, wenn sich die Nikotinsucht wieder bemerkbar macht. Das kann sein bei der nächsten Stresssituation, beim nächsten geselligen Abend mit Freunden, bei einem Moment der Langeweile, bei hoher Arbeitsbelastung, bei privaten Sorgen und Problemen, beim Kaffee, beim Bier, auf der nächsten Betriebsfeier im Urlaub - überall lauert die Gefahr des Rückfalls.

Ich persönlich habe es erlebt, dass ich es bereits über ein halbes Jahr ohne Zigarette geschafft hatte und dann in einer Stresssituation wieder zur Zigarette gegriffen hatte. Es meldete sich die innere Stimme, die sagte: "Wenn Du jetzt eine rauchst, dann wird alles besser - rauche erst mal eine zur Beruhigung!"

Das Problem bestand nach der Zigarette immer noch, nur mit einem Unterschied: Ich war bald darauf wieder abhängig von den Zigaretten und die ganze Zeit des Rauchverzichts war umsonst.

Machen Sie sich immer eines klar:

"Es gibt keine einzige Zigarette"

Warum war mein Versuch das Rauchen aufzugeben wieder einmal gescheitert?

Die Methode Willenskraft

Es werden von den Ärzten und Fachleuten diverse Methoden empfohlen, die dabei helfen sollen, Nichtraucher zu werden.

Eine der bekanntesten ist die "Methode der Willenskraft". Diese Methode besagt, dass ein Raucher das Verlangen nach dem Nikotin nur lange genug unterdrücken müsse, dann werde man mit der Zeit schon von alleine zum Nichtraucher.

Was ist von dieser Methode zu halten?

Ich selber habe es mehrmals mit der "Methode Willenskraft" versucht und bin damit gescheitert. Es gibt sicherlich Leute, die es alleine mit ihrem Willen schaffen das Rauchen aufzugeben. Nur leider ist die Erfolgsquote nicht sehr hoch und viele Raucher werden auch nach Jahren der Abstinenz wieder rückfällig.

Der Grund, warum die "Methode Willenskraft" oftmals scheitert ist nicht immer der, dass die Leute, die es damit probieren, keinen starken Willen haben und "Schwächlinge" sind. Viele Raucher sind schließlich sonst sehr erfolgreich im Leben und üben zum Teil angesehene Berufe aus. Woran liegt es dann, dass man es oft nicht schafft durch den "Willen" das Rauchen aufzugeben?

Der Hauptgrund für das Scheitern ist, dass die Leute, die es mit der "Methode Willenskraft" probieren oftmals nicht davon überzeugt sind, dass das Rauchen nur negative Eigenschaften hat. Grundsätzlich werden dem Rauchen immer noch positive Eigenschaften zugesprochen. Das Rauchen ist ein "Genuss", etwas Schönes, was man jetzt nicht mehr darf - was man nun mit aller Willenskraft unterdrücken muss. Das Rauchen wir immer noch als ein "Genuss" empfunden, der zum Leben dazugehört, wie die Musik, das schöne Essen, der Wein, die Liebe, die Freizeit, der Sonnenuntergang, der Urlaub, die Hobbys. Das Rauchen wird immer noch als eine schöne Sache angesehen, die man jetzt nicht mehr ausüben darf.

Häufig ist es auch so, dass der Raucher nicht selber den Entschluss gefasst hat mit dem Rauchen aufzuhören, sondern die Anweisung kommt vom Arzt, von der Ehefrau, von Verwandten, Freunden, Arbeitskollegen, etc.

Es wird einem gesagt: "Hör doch bloß mal endlich mit dem Rauchen auf!"

Häufig wird dann der halbherzige Entschluss gefasst das Rauchen aufzugeben und man lässt sich darauf ein, damit endlich Ruhe ist. Man will den anderen beweisen, dass man jederzeit mit dem Rauchen aufhören kann, dass man nicht süchtig ist. Oder man will mit gutem Beispiel vorangehen und zeigen, dass man das Rauchen aufgeben kann.

Manchmal kann es mit der "Methode Willenskraft" auch klappen und die Personen, die es damit probieren, rauchen tatsächlich jahrelang nicht mehr. Allerdings leiden diese Leute ständig darunter "etwas zu verpassen", denn sie haben ja schließlich etwas "Schönes" aufgegeben. Die Raucher, die nach der "Methode Willenskraft" vorgehen, sind oft griesgrämig, jammern vor sich hin und sind schlecht gelaunt. Man trauert immer noch dem Tabak nach. Es fehlt die innere Überzeugung, dass das Rauchen eine Dummheit ist. Es reicht ein Moment der Schwäche, z.B. auf einer geselligen Veranstaltung und man raucht doch mal wieder eine Zigarette.

Nikotin-Ersatzmittel

In der Werbung wird dem Raucher häufig suggeriert, dass es einfach wäre sich das Rauchen mit einem Nikotinkaugummi oder einem Nikotinpflaster abzugewöhnen. Was ist davon zu halten?

Erst mal ist zu erwähnen, dass Nikotinkaugummis und -Pflaster ziemlich teuer sind und in der Regel nicht von der Krankenkasse übernommen werden. Die Kosten hierfür müssen Sie selber tragen. Na gut, werden Sie sagen, wenn man davon vom Rauchen loskommt, dann bezahle ich das eben gerne.

Kommt man durch Nikotinersatzprodukte vom Rauchen los?

Beim Nikotinkaugummi sollen Sie immer dann, wenn Sie das Verlangen nach einer Zigarette verspüren, ein Kaugummi nehmen. Diese Kaugummis enthalten soviel Nikotin, wie eine starke Zigarette. Beim Kauen wird jetzt über die Mundschleimhaut das Nikotin aufgenommen und gelangt so in die Blutbahn. Beim Nikotinpflaster hingegen wird kontinuierlich eine gleich bleibende Menge an Nikotin über die Haut aufgenommen.

Nikotinersatz-Produkte können die Entzugserscheinungen lindern, beseitigen aber nicht die Ursache der Sucht. Es gibt viele Raucher, die nach einer Weile von Nikotinkaugummis abhängig sind und jahrelang Kaugummis nehmen und zusätzlich noch weiter rauchen.

Wenn Sie zu der Erkenntnis kommen, das Rauchen kein "Genussmittel" ist, sondern eine Sucht - eine Abhängigkeit von einem tödlichen Gift - dann werden Sie mit mir übereinstimmen, dass man Gift nicht mit Gift bekämpfen kann.

Sie können sich beispielsweise beim Frühstück überlegen, ob Sie lieber Kaffee oder Tee, oder doch lieber Kakao trinken. Sie können Butter mit Margarine ersetzen oder Wurst mit Käse, oder Sie essen ein Weile zum Frühstück lieber Marmelade. Das ist möglich, weil das alles keine Drogen sind.

Nikotin hingegen ist eine Droge, die süchtig macht. So lange Sie dem Körper weiter das süchtig machende Gift zuführen, werden Sie davon nicht loskommen. Ihr Körper wird weiterhin nach dem Nikotin verlangen.

Bei einem Alkoholiker, der täglich eine Flasche Whisky trinkt, würde man auch nicht auf die Idee kommen, stattdessen eine Flasche Rum anzubieten, weil dies "gesünder" sei und er dadurch den Whisky "aufgeben" könne. Auch hier könnte nur der strikte Verzicht auf den Suchtstoff, in diesem Fall der Alkohol, helfen geheilt zu werden.

Vergessen Sie daher sämtliche Ersatzmittel, die Ihnen angeboten werden, um vom Nikotin weg zukommen, insbesondere, wenn diese Mittel

Nikotin enthalten. Sie können den Teufel nicht mit dem Belzebub austreiben.

Viele Ex-Raucher versuchen die Sucht nach dem Nikotin auch durch zusätzliches Essen, insbesondere durch Süßigkeiten, zu ersetzen. Auch hierauf sollten Sie verzichten, sofern Sie nicht zunehmen wollen. In einem späteren Kapitel wird darauf eingegangen, wie man das Rauchen einstellen und trotzdem das Gewicht halten kann.

Light-Zigaretten

Sind leichte Zigaretten weniger gefährlich? Ein häufiger Irrtum ist, dass sog. Light-Zigaretten weniger gefährlich sind, als starke Zigaretten. Früher wurde das Rauchen von leichten Zigaretten sogar von einigen Ärzten empfohlen. Starken Rauchern, die bereits wegen gesundheitlichen Problemen in ärztlicher Behandlung waren, wurde oft geraten zur Abwechslung mal auf eine "milde Sorte" umzusteigen. Mittlerweile weiß man aber, dass das Rauchen von Light-Zigaretten keinesfalls weniger schädlich ist als das von starkem Tabak. Die auf der Zigaretten-Packung angegebenen Werte für Nikotin und Kondensat von Fertigzigaretten werden mit so genannten Rauchautomaten ermittelt. Auf die Praxis übertragbar sind die auf diese Weise gewonnenen Angaben für Nikotin und Kondensat aber nur bedingt. Der Raucher ist an eine bestimmte Menge Nikotin gewöhnt. Wenn der

Raucher jetzt auf eine mildere Sorte umsteigt, dann haben Untersuchungen ergeben, dass der "Umsteiger" einfach nur tiefer inhaliert und an der Zigarette öfter zieht, um auf die gleiche Menge Nikotin zu kommen wie mit seiner gewohnten Marke. Oder aber es werden täglich mehr Zigaretten geraucht, weil die milde Sorte ja angeblich "gesünder" ist. Somit kann es unter Umständen sogar der Fall sein, dass leichte Zigaretten gefährlicher sind als starke Zigaretten, weil der Konsument der milden Sorte sich im Irrglauben befindet "gesündere" Zigaretten zu rauchen.

Genauso sinnlos ist es auch von Zigaretten auf andere Formen des Tabakkonsums umzusteigen, etwa auf Zigarre oder Pfeife. Sie rauchen dadurch nicht "gesünder", denn Sie verlagern nur die Art der Krankheiten, die Sie bekommen können.

Die Schlusspunkt-Methode

Die erfolgreichste Methode, um mit dem Rauchen aufzuhören, ist meiner Ansicht nach die "Schlusspunkt-Methode".

Was ist hierunter genau zu verstehen? Wie der Name schon aussagt, wählt man sich einen festen Termin, einen Schlusspunkt, an dem man definitiv die letzte Zigarette raucht. Diese Methode steht im Gegensatz zur "sanften Entwöhnung", die dem Raucher durch die Anwendung der Nikotinersatzmittel versprochen wird, oder auch zur Methode "weniger Rauchen". Bei der Schlusspunktmethode wird ein "kalter Entzug" durchgeführt, d.h. von einem Tag auf den anderen bekommt der Körper kein Nikotin mehr. Man könnte die Schlusspunkt-Methode vergleichen mit der Redewendung "Lieber ein Ende mit Schrecken als ein Schrecken ohne Ende". Die leichten körperlichen Entzugserscheinungen, die man spürt, wenn man das Rauchen spontan aufgibt, kann man allerdings nicht als Schrecken bezeichnen – wohl aber die schlimmen Krankheiten, die durch das Rauchen verursacht werden können.

Grundsätzlich halte ich die Schlusspunkt-Methode für die beste Methode um mit dem Rauchen aufzuhören. Allerdings halte ich diese Methode alleine noch nicht unbedingt für erfolgreich. Es fehlt noch an einer wesentlichen Kleinigkeit: Sie müssen auch davon überzeugt sein, dass Sie das Richtige tun! Was hat es nun mit dieser "Überzeugung" auf sich? Erfahren Sie mehr darüber im nächsten Kapitel.

Die innere Überzeugung

Es gibt diverse weitere Methoden, die angewendet werden, um den Raucher von der Nikotinsucht befreien, so z.B. Hypnose, Akupunktur, Homöopathie, Chinesische Medizin und weitere. Können diese Methoden wirksam sein, um den Raucher von seiner Sucht zu befreien? Hierzu kann ich ehrlich gesagt nichts sagen, gut möglich, dass eine der oben genannten Methoden oder auch eine andere einem Raucher hat helfen können. Ich will und kann keine dieser Methoden den Erfolg absprechen, kann sie aber auch nicht befürworten, weil ich diese nicht getestet habe.

Mit Sicherheit kann ich aber sagen, dass die Methoden "Willenskraft" und "Nikotin-Ersatzmittel" bei mir nicht gewirkt haben und ich diese Methoden grundsätzlich nicht für erfolgsversprechend halte.

Als ich einem Freund, der ebenfalls mal geraucht hatte, erzählte, dass ich jetzt Nichtraucher sei, fragte er mich nach meiner Methode. Nachdem ich kurz überlegt hatte, nannte ich ihm folgenden Namen:

"Die innere Überzeugung".

Wie bin ich auf diesen Namen gekommen? Ich habe mir überlegt, woran meine früheren Versuche mit dem Rauchen aufzuhören stets gescheitert waren. Und warum verspüre ich jetzt nach der neuen Methode kein Verlangen mehr zu rauchen?

Alle meine früheren Versuche Nichtraucher zu werden hatten eine Gemeinsamkeit:

**Ich wollte zwar aufhören mit dem Rauchen –
aber ich war von der Sache nicht überzeugt!**

Hier sind wir wieder bei der Methode "Willenskraft". Sie können zwar viele Sachen "wollen",
aber sind Sie auch immer felsenfest davon
überzeugt, dass Sie das Richtige machen?

Die Tatsachen, dass wir viele Sachen zwar "wollen", aber dann doch nicht in die Tat umsetzen,
kennen wir auch aus anderen Bereichen des
Lebens. Wer kennt nicht das Problem mit den
guten Vorsätzen?

- "Nach Weihnachten nehme ich endlich ab!"
- "Im neuen Jahr mache ich mehr Sport!"
- "Ich werde mehr für die Schule/Beruf machen!"
- "Ich werde mich gesünder ernähren!"
- "Ich werde meiner Frau mehr im Haushalt hel-
fen!"
- "Ich werde mit dem Rauchen aufhören!"

Die Liste der guten Vorsätze lässt sich beliebig
erweitern. Jeder von uns kennt das Problem,
dass man zwar schnell gute Vorsätze fasst, aber
dann diese doch nicht in die Tat umsetzt.

Der Hauptgrund, warum gute Vorsätze oft scheitern ist, dass es an der Überzeugung fehlt, man
glaubt nicht richtig an eine Sache, man ist sich
auch der Vorteile nicht bewusst. So verhält es
sich auch mit dem Rauchen. Warum soll man
aufhören zu rauchen? Bei meinen gescheiterten

Versuchen, mit dem Rauchen aufzuhören, war ich offenbar nur halbherzig bei der Sache. Doch wie kann man nur halbherzig bei der Sache sein, wenn man etwas doch will?

Einer der Hauptgründe, warum ich nicht richtig bei der Sache war ist, dass ich es nicht für mich selber getan habe.

Ich wollte zwar schon mit dem Rauchen aufhören, aber ich habe diesen Entschluss immer vor mir hergeschoben.

Jeder Raucher hat wohl schon oft diesen Satz gesagt: **"Ich will auch irgendwann mal das Rauchen aufgeben."**

Wie man sieht, fehlt in dieser Aussage ein entscheidender Faktor, nämlich ein fester Zeitpunkt. Wann will man aufhören mit dem Rauchen? Morgen, nächsten Monat, in fünf Jahren, auf dem Friedhof? Die Frage ist, warum viele Raucher, die aufhören wollen, sich auf keinen festen Zeitpunkt festlegen wollen?

Es ist die Angst vor dem Aufhören! Was kommt, wenn ich nicht mehr rauche? Werde ich mich bei der Arbeit noch konzentrieren können? Werde ich jemals wieder Spaß haben auf einer Feier? Was soll ich mit meinen Fingern während eines Gespräches machen? Es ist die Angst vor der inneren Leere, die viele Raucher davon abhält sich auf einen Zeitpunkt festzulegen, wo sie aufhören wollen mit dem Rauchen.

Bei meinen letzten gescheiterten Versuchen mit dem Rauchen aufzuhören, war nicht ich es, der wirklich aufhören wollte. Vielmehr kamen gut gemeinte Ratschläge aus dem Verwandten- und Bekanntenkreis, von Arbeitskollegen, oder auch Berichte in den Medien, woraufhin ich Versuche startete mit dem Rauchen aufzuhören.

Es fehlte aber stets die innere Überzeugung, dass das Rauchen eine völlig absurde Sache, eine Dummheit ist und das man mit dem Rauchen keine Vorteile erlangt, sondern nur Nachteile hat.

Sie sollten das Rauchen nur für sich selber aufgeben und nicht für andere Leute, nur zu Ihrem eigenen Nutzen!

Seien Sie in dieser Sache ein Egoist! Nur für sich selber geben Sie das Rauchen auf!

Der ethische Egoismus[23] vertritt die These, man solle stets tun, was für einen selbst am besten sei. Ethische Egoisten behaupten, (nur) die Handlungsweisen des Homo oeconomicus sind die ethisch angemessenen. Daraus folgt, dass ein ethischer Egoist im Alltag auch andere sehr stark berücksichtigt, aber nur wenn er sich dabei

---

[23] Quelle: http://de.wikipedia.org/wiki/Ethischer_Egoismus

selbst einen möglichen Nutzen verspricht – entweder unmittelbar oder auf lange Sicht. Zwei philosophische Vertreter des ethischen Egoismus waren Friedrich Nietzsche und Ayn Rand.

Wenn auch Sie endlich ein erfolgreicher Nichtraucher werden wollen, dann kommen zu der Überzeugung, dass Sie das Rauchen nicht für andere Leute aufgeben, sondern nur für sich selbst!

Jetzt werden Sie sich natürlich sagen, dass Sie kein Egoist sein wollen, weil dieser Ausdruck schließlich so negativ behaftet ist. Sie wollen natürlich ein guter Mensch sein, der nicht nur an sich selbst denkt, sondern auch an die lieben Mitmenschen. Das sollen sie auch! Nur in diesem Falle müssen sie ausnahmsweise zuerst an sich denken und dann an die anderen. Nachrangig werden aber auch ihre Mitmenschen etwas davon haben, wenn Sie nicht mehr rauchen und dadurch länger leben.

Wenn Sie jetzt allerdings mit dem Rauchen nicht in erster Linie für sich selbst aufhören, sondern für anderen Leute, dann werden Sie immer das Gefühl der "Entbehrung" haben. Sie werden ständig das Gefühl haben auf etwas "zu verzichten", wegen der anderen Leute und nicht weil Sie das eigentlich wollen.

<u>Fazit</u>:

- Sie selber müssen den Entschluss fassen Nichtraucher zu werden.
- Seien Sie davon überzeugt, dass das Rauchen keine Vorteile bringt, sondern nur Nachteile.

Die Vorteile des Nichtrauchens

Welche Vorteile gibt es für Sie, wenn Sie mit dem Rauchen aufhören?

1) Gesundheitliche Vorteile - wie sich der Körper nach der letzten Zigarette erholt:[24]

Nach 20 Minuten
Ihr Puls und Blutdruck fallen und normalisieren sich zunehmend.

Nach 12 Stunden
Der Kohlenmonoxidgehalt in Ihrem Blut sinkt auf die Werte eines Nichtrauchers. Zugleich steigt der Sauerstoffgehalt wieder auf ein normales Niveau.

Nach 48 Stunden
Geruchs- und Geschmacksrezeptoren regenerieren sich. Gerüche und Düfte werden wieder

---

[24] Quelle: American Cancer Society Inc, "When Smokers Quit—The Health Benefits Over Time"

besser wahrgenommen, auch der Geschmackssinn verbessert sich.

Nach 2 Wochen bis 3 Monaten
Ihre Durchblutung verbessert sich merklich,
ebenso wie die Lungenfunktion.

Nach 1 bis 9 Monaten
Raucherhusten und Kurzatmigkeit verschwinden. Die Selbstreinigungskräfte Ihrer Lunge
funktionieren wieder 100%ig.

Nach einem Jahr
ist das Herzinfarktrisiko nur noch halb so hoch
wie bei einem Raucher.

Nach 5 Jahren
Ihr Schlaganfalls-Risiko ist wieder das eines
Nichtrauchers.

Nach 10 Jahren
Ihr Lungenkrebs-Risiko ist nur noch halb so
hoch, wie das eines Rauchers. Auch die anderen rauchbedingten Krebsrisiken sind deutlich
gesunken.

Nach 15 Jahren
Ihr Infarktrisiko ist nur noch so hoch, wie das
eines Nichtrauchers.

Ihr Körper kann sich auch nach jahrelangem
Rauchen regenerieren, egal wie lange Sie schon
rauchen – es lohnt sich immer damit aufzuhören.

2) Sie gewinnen ein Leben in Freiheit!

Sie sind nicht länger abhängig von einer Droge, die Sie ständig bei sich haben müssen. Genießen Sie die Situation, wenn die anderen Raucher im Restaurant nach dem Essen, im strömenden Regen, vor die Tür müssen und Sie bleiben entspannt sitzen und genießen Ihren Nachtisch.

3) Finanzielle Vorteile

Das Rauchen kostet Sie ein Vermögen! Überlegen Sie sich, was Sie in den letzten 10 Jahren für das Rauchen ausgegeben haben. Schon wenn Sie einen Monat lang nicht rauchen, können Sie mit dem Geld mit Sicherheit etwas sinnvolleres machen, als sich die Gesundheit zu ruinieren.

4) Körperliche und geistige Fitness

Schon wenige Wochen, nachdem Sie dem Tabaksgift entsagt haben, werden Sie sich körperlich und geistig leistungsfähiger fühlen. Sie können bei der Arbeit wieder besser nachdenken, weil ihr Gehirn besser durchblutet und mit Sauerstoff versorgt wird. Gleichzeitig gehen Sie entspannter mit Stress um und können Konflikte besser bewältigen. Genießen Sie es zudem wenn ihre körperliche Fitness und Kondition wieder steigt.

5) Steigern Sie Ihr Selbstbewusstsein

Nichtraucher treten in der Öffentlichkeit selbstbewusster auf. Sie haben es nicht mehr nötig, sich an eine Zigarette zu klammern. Sie haben zudem ein positiveres Erscheinungsbild. Die Verfärbungen der Finger und Zähne gehen zurück, die Haut glättet sich und bekommt ein frischeres Aussehen. Der schlechte Geruch aus dem Mund, der Haare und der Kleidung verschwindet.

Die Vorteile des Rauchens

Im folgenden Kapitel möchte ich Sie bitten, sich zehn Minuten Zeit zu nehmen.

Notieren Sie bitte hier die **Vorteile des Rauchens**, die Ihnen spontan einfallen. Welche Vorteile könnten Sie haben, wenn Sie weiter rauchen?

Vorteile:

-
-
-
-
-
-
-
-
-

Und, welche Vorteile sind Ihnen eingefallen? Welche Gründe sollte es geben weiter zu rauchen? Mir persönlich sind auch nach langem Überlegen keine Vorteile eingefallen, die es rechtfertigen würden, weiter zu rauchen.

Wenn Sie die Vorteile des Nichtrauchens und die des Rauchens gegeneinander abwägen, dann können Sie eigentlich nur einen Entschluss fassen:

Hören auch Sie endlich mit dem Rauchen auf!

Der richtige Zeitpunkt

Wenn auch Sie nun den Entschluss gefasst haben, mit dem Rauchen aufzuhören, dann stellt sich natürlich die Frage, wann Sie denn damit beginnen sollen nicht mehr zu rauchen. Wann ist der richtige Zeitpunkt zum Aufhören, wann sollten Sie den endgültigen Schlusspunkt setzen?

Im Prinzip ist jeder Tag der richtige Zeitpunkt, um mit dem Rauchen aufzuhören. Es gibt keinen vernünftigen Grund, um den Zeitpunkt des Aufhörens weiter auf die lange Bank zu schieben. Da die meisten Raucher allerdings dazu neigen, insbesondere bei Stresssituationen verstärkt zur Zigarette zu greifen, ist es hilfreich einen Zeitpunkt zu wählen, wenn Sie weniger gestresst sind. Wenn Sie beispielsweise bei der Arbeit besonders viel Stress haben und dort viel rauchen, dann nutzen Sie einen Urlaub zum Aufhören. Wenn Ihr Jahresurlaub noch in weiter Ferne liegt, dann nutzen Sie ein verlängertes Wochenende, um mit dem Rauchen Schluss zu machen. Nur tun Sie sich selber einen Gefallen: Schieben Sie den Zeitpunkt des Aufhörens nicht auf die lange Bank. Legen Sie einen festen Zeitpunkt innerhalb der nächsten vier Wochen fest, wo Sie definitiv Ihre letzte Zigarette rauchen. Fassen Sie einen Schwur, dass Sie danach nie wieder eine Zigarette rauchen und tragen Sie sich den Tag, an dem Sie Ihre letzte Zigarette geraucht haben, im Kalender ein.

Ab dem Tag, wo Sie Ihre letzte Zigarette im Aschenbecher ausgedrückt haben, sind Sie ein glücklicher Nichtraucher, ein freier Mensch!

Die Entzugserscheinungen

Viele Raucher haben große Angst vor den körperlichen Entzugserscheinungen, die eintreten, wenn der Raucher kein Nikotin mehr konsumiert.

Diese Angst ist völlig unbegründet, denn es gibt lediglich leichte körperliche Entzugsscheinungen. Dies ist ein Anzeichen dafür, dass das Nikotin den Körper verlässt. Viele Raucher leiden unter Entzugssymptomen, wenn sie keinen Tabak mehr konsumieren. Am häufigsten berichten Raucher von Nervosität, Unruhe, Schweißausbrüchen, Händezittern, Ungeduld, Gereiztheit, Konzentrationsverminderung, Müdigkeit, Schlafstörungen, niedergeschlagener Stimmung und Hungergefühlen. Diese Entzugssymptome erreichen die stärkste Ausprägung 24 Stunden nach der letzten Zigarette und lassen dann deutlich nach, bis sie in aller Regel nach zwei bis drei Wochen völlig verschwinden.

Bei den ganzen Symptomen, die mit dem Nikotinentzug einhergehen, kann man oft nicht unterscheiden, ob die Symptome tatsächlich vom Nikotinmangel oder wegen der Angst, nicht mehr rauchen zu dürfen, ausgelöst werden. Die innere Einstellung und Überzeugung, das Ziel der Tabakentwöhnung zu erreichen, spielen demnach eine wichtige Rolle. Gehen Sie also nicht ängstlich und verzagt an die Sache ran und jammern Sie nicht ständig, dass Sie nicht mehr rauchen dürfen. **Sie wollen doch aufhören!** Versuchen Sie immer positiv zu denken – freuen Sie sich über jeden Tag, jede Stunde und jede Minute, wo Sie nicht mehr rauchen müssen. Denken Sie immer an die vielen Vorteile, die Sie haben, wenn Sie nicht mehr rauchen.

Wenn Sie die ersten drei Tage überstanden haben, dann ist Ihr Körper praktisch Nikotinfrei. Nach ca. einer Woche spüren Sie keine körperlichen Entzugserscheinungen mehr und auch die Gedanken an die Zigarette werden weniger. Nach einer Woche haben Sie es geschafft, Sie können sich als stolzer Nichtraucher bezeichnen. Sie müssen jetzt nur standhaft bleiben, denn Sie werden ihr ganzes Leben immer wieder in Situationen kommen, wo Sie sich früher eine Zigarette angezündet hätten.

Eines sollten Sie sich immer wieder in Erinnerung rufen:

"Es gibt keine einzige Zigarette!"

Wenn Sie beispielsweise auf gesellschaftlichen Veranstaltungen auf Raucher treffen, dann fangen Sie nicht an diese zu beneiden – Im Gegenteil, Sie können die Raucher bedauern! Sie selber haben es zum Glück nicht mehr nötig, sich eine Zigarette anzuzünden!

Ihr ganzes Leben werden Sie auch immer wieder mit Stress konfrontiert werden. Raucher haben Stress und Nichtraucher auch. Es gibt gute Tage und auch wieder Tage, wo es nicht so gut läuft. Ob es nun gut läuft oder schlecht, auf keinen Fall aber hat das Rauchen einer Zigarette einen Einfluss auf Sonnenschein oder Regen.

Denken Sie sich immer eins: "Würde sich an dem Problem etwas ändern, wenn ich jetzt eine Zigarette rauche? Würde sich die Arbeit in Luft auflösen, wenn ich wieder rauche?"

Mit der richtigen Einstellung werden Sie es schaffen für immer Nichtraucher zu bleiben.

Schlank bleiben – Ohne rauchen

Ein häufig genannter Grund, warum viele Raucher Angst haben mit dem Rauchen aufzuhören, ist die Befürchtung stark an Gewicht zuzunehmen.

Gerade von Frauen hört man häufig: "Ich will weiterhin schlank bleiben, deshalb rauche ich lieber weiter."

Die Zigarettenindustrie fördert diese Angst vor dem Aufhören bzw. es soll durch gezielte Werbung der Eindruck vermittelt werden, dass Rauchen dünn macht. Bei der Zigarettenwerbung sieht man häufig dünne, rauchende Models, welche die Illusion vermitteln sollen: "Rauchen macht schlank und schön."

Was ist wirklich dran? Ist der Tabak ein Schlankheitsmittel? Nimmt der Ex-Raucher automatisch an Gewicht zu, wenn er nicht mehr raucht?

Das Rauchen ist weder ein Schlankheitsmittel, noch nimmt man automatisch an Körpergewicht zu, wenn man nicht mehr raucht. Alleine durch die Tatsache, dass man nicht mehr raucht, nimmt man nicht an Körpergewicht zu.

Fakt ist: Das Rauchen beschleunigt den Stoffwechsel. Der Zigarettenrauch enthält viele Giftstoffe, die der Stoffwechsel verarbeiten und mühsam entsorgen muss. Wenn er von dieser Schmutzarbeit entlastet wird, spart er ca. 200 Kalorien pro Tag ein. Das bedeutet, dass der Körper nach dem Rauchverzicht täglich etwa 200 Kalorien weniger verbraucht als vorher. Scheinbar arbeitet das so genannte sympathische Nervensystem von Rauchern, das auch für die Produktion des Stresshormons Adrenalin verantwortlich ist, intensiver. Außerdem braucht der Organismus von Rauchern vermutlich mehr Energie, um Nährstoffe aufzunehmen und zu verdauen. Dieser Effekt hält die ersten drei Monate an, dann hat der Körper sich umgestellt.

Die einfachste Strategie gegen mehr Pfunde: Weniger und dafür bewusster essen.

200 Kalorien können Sie einsparen durch den Verzicht auf:

- 1 Flasche Weizenbier
- 1 Glas Weißwein
- 0,5 Liter Cola
- 1 Salamisemmel
- 1 Paar Wiener Würstchen
- 1 Portion Pommes
- 40 Gummibärchen
- 1 Handvoll Erdnüsse
- 1/2 Tafel Bitterschokolade
- 1 Müsliriegel

Die 200 Kalorien können Sie auch verbrauchen durch körperliche Betätigung, wie

- 15 Minuten Fitnesstraining
- 15 Minuten Joggen (1 km in 5 min)
- 30 Minuten Golf
- 20 Minuten "wilder" Sex
- 15 Minuten Rad fahren (25 km/h)
- 15 Minuten Schwimmen
- 30 Minuten Tanzen
- 45 Minuten Spazieren gehen

Wenn Sie also darauf achten, was Sie essen und/ oder sich etwas mehr bewegen, dann nehmen Sie auch nicht zu, wenn Sie mit dem Rauchen aufhören.

Es gibt sogar viele Ex-Raucher, die abgenommen haben, weil Sie als Nichtraucher körperlich viel aktiver sind als vorher.

Gedanken zügeln den Appetit - Wie ein kleiner Trick gegen Heißhungerattacken helfen kann:

Schon wieder Lust auf einen Imbiss? Einfach an die letzte Mahlzeit denken, und der Heißhunger schmilzt dahin. Das ist die Folgerung aus einer Untersuchung an der Universität Birmingham (England), über die das Gesundheitsmagazin "Apotheken Umschau"[25] berichtet. Frühere Stu-

---

[25] Gesundheitsmagazin "Apotheken Umschau" 7/2008 B

dien hatten zwar gezeigt, dass allein ans Essen zu denken den Hunger vergrößern kann. Nun stellten die britischen Forscher aber fest, dass dies nur für allgemeine Gedanken an etwas Leckeres gilt. Bei Tests mit weiblichen Versuchspersonen fanden sie, dass die konkrete Erinnerung an eine bestimmte Mahlzeit den gegenteiligen Effekt hat.

Verabschieden Sie sich von der Illusion, dass das Rauchen ein Schlankheitsmittel ist! Sie nehmen weder alleine durch die Tatsache ab, wenn Sie mit dem Rauchen anfangen, noch nehmen Sie automatisch zu, wenn Sie mit dem Rauchen aufhören.

Achten Sie allerdings künftig verstärkt auf Ihre Ernährungsgewohnheiten.

Frühstück statt "Coffee to go"

Der Raucher neigt dazu kleinere Mahlzeiten durch eine Zigarette zu ersetzen. Gerade das Frühstück wird oft ausgelassen. Auf dem Weg zur Arbeit wird sich dann lieber auf die Schnelle ein "Coffee to go" geholt und dazu raucht man dann die erste Zigarette. Und Vormittags, um die Zeit zum Mittagsessen zu überbrücken, isst man hastig einen Schokoladenriegel.

Am Frühstückstisch lauern viele Kalorienbomben, dennoch sagen Wissenschaftler: Wer morgens etwas isst, bleibt im Durchschnitt schlanker als Frühstücksmuffel. Wissenschaftler der University of Minnesota fanden heraus, dass Menschen, die Morgens frühstücken insgesamt zwar mehr Kalorien am Tag aufnehmen, insgesamt pro Tag aber auch mehr Energie verbrennen, als diejenigen, die auf die morgendliche Mahlzeit verzichten.

Die Forscher beobachteten das Essverhalten von mehr als 2.000 Jugendlichen über einen Zeitraum von fünf Jahren, mit dem Ergebnis, dass die Jugendlichen, die Morgens Frühstück aßen, im Schnitt um 2,3 Kilogramm schlanker als die Frühstücksmuffel waren. Woran kann das liegen? "Möglicherweise fühlten sich diejenigen, die frühstückten, weniger lethargisch", sagte Studienleiter Mark Pereira gegenüber BBC Online. Außerdem sind am Morgen sind die Energiereserven des Körpers verbraucht. Wenn man diese nicht nachfüllt, kann der Körper ohne Frühstück weniger leisten. Des weiteren stellt sich der Stoffwechsel um und der Körper drosselt seinen Kalorienverbrauch, um Energie zu sparen. Kalorien, die später am Tage aufgenommen werden, können daher eher ansetzen.

Die DAK und die Zeitschrift "healthy living" haben ein repräsentatives Gesundheitsbarometer[26] über die Frühstücksgewohnheiten in Deutsch-

---

[26] DAK und Zeitschrift healthy living, Jugend hat keine Zeit für Brötchen und Co. Repräsentative Studie: Wie frühstücken die Deutschen? April 2007

land in Auftrag gegeben. Ergebnis der Umfrage: 17 Prozent verzichten auf die erste Mahlzeit des Tages, jeder Zehnte isst morgens immerhin ab und zu etwas. Für fast drei Viertel der Bundesbürger gehört das Frühstück werktags dazu.

Allerdings gibt es große Unterschiede zwischen jung und alt: Von den 18- bis 29Jährigen frühstückt nur noch gut jeder Zweite täglich, knapp 20 Prozent nur ab und zu und fast 30 Prozent der jungen Deutschen essen morgens gar nichts. Hauptgrund: Zeitmangel. DAK-Ernährungswissenschaftlerin Hanna-Kathrin Kraaibeek sieht diese Entwicklung kritisch: "Das Frühstück ist das Sprungbrett in den Tag. Wer sich im Job oder Studium konzentrieren muss, braucht Startenergie in Form von Kohlenhydraten, Eiweiß, Vitaminen und Mineralstoffen – kurz: ein ausgewogenes Frühstück."

Was ein gesundes Frühstück aus ernährungsphysiologischer Sicht enthalten sollte, erklärt die DAK-Expertin Kraaibeek: "Den Trend zu Vollkornprodukten sehe ich positiv: Sie enthalten mehr Ballaststoffe als Weißmehlbrot und machen länger satt. Wer bei Käse auf die fettarmen Varianten setzt und sein Frühstück öfter mal durch Obst ergänzt, startet bestens in den Tag."

Auch eine aktuelle Studie in der Frauenzeit-schrift Laura[27] zeigt: Frühstücken macht schlank!

Das Frühstück ist die wichtigste Mahlzeit des Tages - das beweist die in der aktuellen Laura veröffentlichte Studie. Demnach nehmen Personen, die sich morgens satt essen, leichter ab.

Die US-Ärztin und Ernährungsforscherin Daniela Jakubowicz beobachtete in einer Studie zusammen mit Kollegen der Universität Richmond, Virginia (USA), 94 übergewichtige Frauen im Alter zwischen 30 und 40 Jahren über einen Zeitraum von acht Wochen. Die Frauen wurden in zwei Gruppen mit unterschiedlichen Ernährungsplänen eingeteilt. Während sich die eine Gruppe mit täglich 290 Frühstücks-Kalorien begnügte, nahm die andere ein reichhaltiges Frühstück mit rund 600 Kalorien zu sich. Das erstaunliche Ergebnis der Studie:

Die Frauen aus der Gruppe mit reichhaltigem Frühstück verloren langfristig 21 Prozent ihres Körpergewichtes, die Frauen mit reduziertem Frühstück nur 4,5 Prozent. "Die Teilnehmerinnen, die reichhaltig frühstücken durften, fühlten sich den ganzen Tag über weniger hungrig. Das ist das größte Argument fürs Frühstücken", sagt Jakubowicz in Laura. Gerade Frauen gingen morgens oft ohne Mahlzeit aus dem Haus, weil

---

[27] Quelle: Frauenzeitschrift Laura Nr. 32/2008 (EVT 30. Juli 2008).

sie noch nicht hungrig sind oder annehmen, es spare Kalorien. Jakubowicz wisse um diese trügerische Annahme und stellt in Laura klar: "Morgens sollte man sich Zeit nehmen und am perfekten Mix aus Kohlehydraten und Eiweiß richtig satt essen. Das hilft, abzunehmen und die neue Figur auch zu halten." Den perfekten Nährstoff-Mix für einen optimalen Start in den Tag liefern laut der Studie: ein Apfel, ein Becher Naturjoghurt, ein gekochtes Ei, zwei Vollkornbrötchen, dazu eine Scheibe Käse und Putenbrust und ein EL Marmelade und Nuss-Nougat-Creme sowie eine Tasse Kaffee mit maximal einem Stück Zucker und ein Glas frischer Orangensaft.

Wer mit dem Rauchen aufhören und nicht an Gewicht zunehmen will, der sollte verstärkt auf seine Ernährung achten.

Insbesondere kommt es nicht darauf an, wie viel Sie essen, sondern was Sie essen. Wenn Sie mit dem Rauchen aufhören und schlank bleiben wollen, dann versuchen Sie nicht, die Zigarette durch zusätzliche Zwischenmahlzeiten zu ersetzen. Hier laufen Sie Gefahr in die Kalorienfalle zu tappen!

Den Nikotinentzug, den Sie als Raucher verspüren, der "Schmacht", ist dem Hungergefühl sehr ähnlich. Als Raucher haben Sie wahrscheinlich häufiger eine kleinere Mahlzeit durch eine Zigarette ersetzt. Wenn Sie jetzt mit dem Rauchen aufhören, was machen Sie dann, wenn Sie keine Zigarette mehr griffbereit haben und das kleine Hungergefühl kommt? Zusätzlich zum normalen Hungergefühl kommt dann noch das Gefühl des Nikotinentzugs. Viele Ex-Raucher laufen dann Gefahr, den Nikotinentzug durch zusätzliche Nahrungszufuhr zu befriedigen. Sie müssen lernen das normale "Hungergefühl" vom "Nikotinentzug" zu unterscheiden. Während das Verlangen, die Sucht nach dem Nikotin bereits nach ca. einer Woche des Nichtrauchens verschwindet, bleibt natürlich das "normale" Hungergefühl, das jeder Mensch hat. Es ist ein Zeichen dafür, dass wir Nahrung brauchen.

Sie sollten bei Ihrer täglichen Nahrungsaufnahme einen Überblick behalten, was Sie täglich an Kalorien zu sich nehmen. Es sind nämlich gerade die typischen kleinen Zwischenmahlzeiten, die für eine ungewollte Gewichtszunahme sorgen können.

Eine Tafel Schokolade hat ungefähr so viele Kalorien, wie ein Teller Spagetti mit Tomatensoße. Der Teller Spagetti hält dabei allerdings weitaus länger vor, als die Tafel Schokolade.

Hat ein Raucher nur die Wahl zwischen den Gesundheitsrisiken des Rauchens oder denen einer Gewichtszunahme? Nein! Möglicherweise kann das Körpergewicht nach dem Rauchverzicht schnell ansteigen - in aller Regel pendelt es sich jedoch wieder auf einem niedrigeren Stand ein. Weitere Untersuchungen haben gezeigt, dass Rauchverzicht im Durchschnitt auch nur zu einer relativ geringen Gewichtszunahme führen kann.

Exrauchern bzw. Personen, die mit dem Rauchen aufhören wollen, empfiehlt die DGE[28] eine ausgewogene, in der Anfangsphase des Nikotinverzichts auch energiereduzierte Mischkost:

- Portionsgrößen zunächst reduzieren,

- viel energiefreie bzw. energiearme Getränke wie Wasser, Kräuter- bzw. Früchtetee und Fruchtsaftschorlen trinken, möglichst auch direkt vor den Mahlzeiten,

- Fett und fettreiche Lebensmittel meiden,

- reichlich Obst und Gemüse sowie Vollkornprodukte für eine gute Sättigung verzehren,

- Heißhungerattacken, die einst mit einer Zigarette bekämpft wurden, durch die Aufnahme von Wasser bzw. von Obst, Gemüse oder fettarmen Milchprodukten dämpfen und

- für Ablenkung durch Aktivitäten sorgen!

---

[28] Deutsche Gesellschaft für Ernährung e. V, "Beeinflusst Rauchen das Gewicht?", Mai 2006

Alle Ex-Raucher, die weiterhin schlank bleiben wollen, sollten daher auf ihre Ernährungsgewohnheiten achten. Sie müssen hierbei jetzt kein "Öko-Ernährungs-Guru" werden. Es reicht schon, wenn Sie ein paar einfache Regeln beachten – insbesondere versuchen Sie nicht die Zigarette durch zusätzliches Essen zu ersetzen.

Sport statt rauchen

Als Raucher werden Sie es gewohnt sein, dass Sie weniger Lust auf Sport oder auch auf sonstige körperliche Betätigungen verspüren. Dies liegt insbesondere daran, dass Sie als Raucher eine schlechtere Kondition haben, als ein vergleichbarer Nichtraucher.

Das Rauchen hat leistungsmindernde Nebenwirkungen, d.h. durch das Rauchen werden bestimmte rote Blutkörperchen mit Kohlenmonoxid besetzt, die sonst für den Sauerstofftransport zur Verfügung stünden. Resultat: Der Sportler gerät leichter außer Atem.

Wenn Sie sich nun dazu entschlossen haben, das Rauchen aufzugeben, dann wird sich mit der Zeit auch Ihre körperliche Kondition wieder verbessern und Sie werden feststellen, dass Sie bald besser Luft bekommen, als noch wenige Wochen zuvor als Raucher. Schon wenn Sie ein paar Tage nicht geraucht haben, werden Sie merken, dass Sie besser Luft bekommen und leistungsfähiger sind. Diese Chance sollten Sie nutzen und wieder anfangen sich sportlich zu betätigen. Gerade in der Anfangsphase als werdender Nichtraucher kann Sport unterstützend wirken. Wenn Sie also zuvor als Raucher keinen oder wenig Sport betrieben haben, dann ist jetzt der richtige Zeitpunkt um wieder damit anzufangen.

Sport kann auf jeden Fall unterstützend zur Bekämpfung der Nikotinsucht wirken. Gerade in der Anfangsphase der Nikotinentzugs, also in der ersten Woche, werden Sie noch häufig an die Zigarette denken. Hier kann Sport als Hilfe dienen. Die Leser des Buches, die auch als Raucher Sport betrieben haben, werden bestätigen können, dass man während des Sports nicht an die Zigarette denkt. Auch in den ersten Stunden nach dem Sport raucht man weniger oder gar nicht. Sportliche Betätigung eignet sich also gut dafür, das Nikotinverlangen auf natürliche Weise zu reduzieren. Wenn Sie sich dazu entschließen mit dem Rauchen aufzuhören, dann planen Sie insbesondere in den ersten Tagen eine Runde Sport in Ihren Tagesablauf ein.

Bereits eine fünfminütige leichte körperliche Betätigung reduziert typische Tabakentzugserscheinungen wie Stress, Beklemmung und Konzentrationsschwierigkeiten. Das schließen Adrian Taylor[29] von der Universität Exeter und seine Kollegen aus der Auswertung mehrerer wissenschaftlicher Studien. In diversen Untersuchungen verspürten die Raucher nach dem Sport ein geringeres Verlangen nach dem Glimmstängel: Sie hielten es bis zu viermal länger ohne Zigarette aus als die Vergleichsgruppen, die keinen Sport betrieben hatten. Die Entzugserscheinungen ließen nach, sobald die Probanden mit dem Sport begannen und blieben bis zu 50 Minuten nach dem Training auf niedrigem Niveau.

Die Intensität der körperlichen Betätigung hatte keinen Einfluss auf die positiven Effekte, zeigten die Studien. Deshalb rät Taylor entwöhnungswilligen Rauchern zu regelmäßigen Spaziergängen oder leichtem Fitnesstraining: "Dies hilft nicht nur, einer Gewichtszunahme vorzubeugen, sondern auch das Verlangen und die Entzugserscheinungen, die oft zu einem Rückfall führen, unter Kontrolle zu halten." Warum sportliche Betätigung bei der Tabakentwöhnung hilft, wissen die Forscher nicht mit letzter Sicherheit. Die Wissenschaftler vermuten jedoch, dass Sport auf den Körper eine zugleich anregende und Stress abbauende Wirkung hat.

---

[29] Adrian H. Taylor, Michael H. Ussher, Guy Faulkner, The acute effects of exercise on cigarette cravings, withdrawal symptoms, affect and smoking behaviour: a systematic review, University of Exeter, Great Britain 2006

Wie viel Sport sollten Sie machen?

Die Art des Sports und die Zeit die Sie damit verbringen, hängt natürlich von Ihrem Fitnesszustand und ihrem persönlichen Tagesablauf ab. Wenn Sie jetzt mit der Ausrede kommen, dass Sie zu wenig Zeit haben, um Sport zu treiben, dann bedenken Sie, wie viel Zeit Sie bisher täglich mit dem Rauchen vergeudet haben.

Bei einer vernünftigen Zeitplanung sollte es jeder bewerkstelligen können, zwei bis dreimal wöchentlich 30-60 Minuten Sport zu machen.

Wenn Sie bisher keinen oder wenig Sport gemacht haben, dann sollten Sie anfangs Ihre Ziele nicht zu hoch setzen. Planen Sie nichts, was Sie später ohnehin nicht in die Tat umsetzen können. Setzen Sie sich kleine Ziele, z.B. beim Jogging laufen Sie jede Woche einen Kilometer länger. Auch sollten Sie keine zu anstrengenden Sportarten wählen, sondern lieber leichtere. Was nützt es, wenn Sie sich vornehmen jeden Tag zehn Kilometer zu laufen und es dann doch nicht machen? Tätigen Sie daher lieber leichtere Sportarten, aber dafür sind Sie regelmäßig bei der Sache.

Wenn Sie regelmäßig Sport betreiben, dann stellt sich ein Trainingseffekt ein und Sie werden bemerken, dass Sie überhaupt keine Lust mehr verspüren zu rauchen.

Beschäftigung ohne Zigarette

Ein häufiger Grund, warum viele Raucher nicht mit dem Rauchen aufhören können bzw. warum viele Ex-Raucher wieder rückfällig werden ist, dass es an "Beschäftigung" fehlt. Was ist damit gemeint?

Hier mit sind bestimmte Situationen des alltäglichen Lebens gemeint, wo wir sonst normalerweise eine Zigarette geraucht haben. Wenn man jetzt aufhört mit dem Rauchen, dann stellt sich die Frage, was man alternativ zum Rauchen machen soll?

Stellen Sie sich beispielsweise folgende Situation vor:

Sie sitzen im Büro bereits seit mehreren Stunden an einem schwierigen Projekt. Die Konzentration lässt langsam nach und Sie sind müde und abgespannt. Am Arbeitsplatz dürfen Sie nicht rauchen. Daher gehen Sie in den Raucherraum. Nach etwa 10 Minuten kehren Sie erholt an den Arbeitsplatz zurück und können wieder konzentriert weiterarbeiten.

Woran liegt es jetzt, dass Sie nach der Zigarettenpause wieder erholt weiterarbeiten können? Hat die Zigarette Ihnen die Erholung verschafft?

Die Zigarette hat natürlich keine Erholung verschafft, denn dass ist eine der Illusionen, die der

Raucher hat. Das Gehirn meldet nach einer bestimmten Zeit der körperlichen und geistigen Anstrengung den Befehl "Pause machen". Im obigen Beispiel wurde die Erholung durch eine kurze Pause erzielt, nicht aber durch das Rauchen einer Zigarette.

Was könnte man nun im Büro anstelle der Rauchpause machen?

- Gehen Sie draußen einmal um den Block.
- Besuchen Sie andere Kollegen auf einen kurzen Smalltalk.
- Spielen Sie ein kurzes Computerspiel
- Lesen Sie Zeitung.
- Gehen Sie in die Kaffeeküche.
- Machen Sie kurz die Augen zu.
- Surfen Sie im Internet.
- Gehen Sie zum Bäcker und holen sich ein Stück Kuchen.
- Hören Sie eine Weile Musik.
- Schauen Sie eine Weile aus dem Fenster.
- Telefonieren Sie mit einem Freund.

Überlegen Sie mal selber. Ihnen fallen bestimmt eine Menge Dinge ein, die Sie alternativ zu einer Zigarettenpause machen könnten. Wie können Sie eine kurze Pause machen um von der Arbeit abzuschalten?

Die "Zigarettenpause" ist eine der häufigsten Anlässe, wo geraucht wird. Hierbei sollten Sie allerdings verstehen, dass Ihr Körper nicht das Verlangen nach einer Zigarette hat, sondern nach einer Pause. Ein körperliches Verlangen tritt nur durch den Nikotinentzug auf.

Fragen Sie sich in sämtlichen Situationen, wo Sie sonst immer zur Zigarette gegriffen haben, ob es wirklich notwendig war zu rauchen. Überlegen Sie sich sinnvolle alternative Beschäftigungsmöglichkeiten zur Zigarette.

Rauchen und Geselligkeit

Wenn man mit dem Rauchen aufgehört hat, soll man dann gesellige Veranstaltungen, Partys, die Disco, den Skatabend, die Kneipe, das Restaurant, das Vereinsleben etc. meiden?

Diese Frage wird oft von Leuten gestellt, die mit dem Rauchen aufhören wollen. Die Meinungen gehen hierbei auseinander. Oft wird geraten, dass man gesellige Abende fürs Erste meiden soll, weil man sonst eventuell dazu verleitet wird, wieder zu rauchen. Wie soll man sich nun verhalten? Als werdender Nichtraucher bzw. als frischer Ex-Raucher keine Geselligkeit mehr?

Ich persönlich rate zum Gegenteil! Häufig nennen Raucher nämlich als ein Argument, um nicht mit dem Rauchen aufzuhören, dass sie ohne Tabak angeblich weniger "Lebensfreude" haben würden. Diese Angst hat auch mich Jahre lang geprägt. Ich habe oft genug den Vorsatz gefasst, endlich mit dem Rauchen Schluss zu machen. Neben der Angst vor zusätzlichem Stress und möglichen Konzentrationsproblemen am Arbeitsplatz, gab es auch immer die Angst vor weniger "Lebensfreude", so dass ich mir immer wieder vorstellte, wie es wohl ohne Zigaretten sein würde:

- "Wird mir das Bier ohne Zigarette überhaupt noch schmecken?"
- "Wie soll ich mich auf einem Grillabend verhalten, wenn die anderen sich eine Zigarette anzünden?"
- "Was mache ich in der Kneipe?"
- "Ist eine Party ohne Zigaretten möglich?"
- "Was soll ich bei einem Restaurantbesuch nach dem Essen machen?"

Fragen über Fragen – doch stellen Sie sich bitte hierauf mal folgende Frage:

"Was geben Sie auf, wenn Sie nicht mehr rauchen?"

Wenn an dem Argument tatsächlich was dran wäre, dass das Rauchen zur Geselligkeit beiträgt, dann wären alle Nichtraucher ungesellige Menschen. Auch Nichtraucher besuchen eine Party und auch Nichtraucher trinken gerne mal ein Bier, nur mit einem Unterschied, dass sie zwischendurch keine giftigen Abgase einatmen und andere Leute nicht mit dem Qualm belästigen. Wenn Sie weiterhin befürchten, dass Sie ohne Zigaretten weniger Lebensfreude haben, dann seien Sie sich folgender Tatsache bewusst:

Sie können weiterhin ALLES machen, was Sie wollen, nur mit dem Unterschied, dass Sie als Nichtraucher dabei künftig keine giftigen Abgase mehr einatmen müssen! Es gibt also keinen Grund Trübsal zu blasen, es gibt nichts, was Sie als Nichtraucher "aufgeben" müssten. Im Gegenteil, Sie können nur gewinnen!

Bereits wenige Tage nach der letzten Zigarette werden Sie merken, dass der Geruchs- und Geschmackssinn sich wieder merklich verbessert. Sie werden merken, dass beim nächsten Restaurantbesuch die Speisen und Getränke viel besser schmecken als noch wenige Tage zuvor als Raucher. Als Nichtraucher gewinnen Sie sehr schnell wieder mehr Lebensfreude. Da es mittlerweile wegen des öffentlichen Rauchverbots zahlreiche Restaurants gibt, wo nicht geraucht werden darf, können Sie sich beim nächsten Restaurantbesuch auch darüber freuen, wenn die Raucher im strömenden Regen vor die Tür gegen müssen um hastig eine Zigarette zu rauchen und Sie aber bleiben entspannt sitzen und genießen den Abend.

Rauchen fördert nicht die Geselligkeit, sondern Rauchen kann auch der zwischenmenschlichen

Kommunikation hinderlich sein. Achten Sie mal künftig als Nichtraucher darauf, wie Sie auf der nächsten Veranstaltung den Smalltalk mit einem Raucher empfinden, der gerade eine Zigarette geraucht hat. Den Geruch nach kalter Asche werden Sie sicherlich nicht als besonders angenehm empfinden. Das riechen Sie aber erst, nachdem Sie selber nicht mehr rauchen. Genauso haben Sie selber vor einiger Zeit noch gerochen, nämlich wie ein voller Aschenbecher.

Verabschieden Sie sich endgültig von der Illusion, dass das Rauchen der Geselligkeit förderlich sei.

Nichtraucher bleiben

Nachdem Sie die letzte Zigarette geraucht haben, haben Sie schon den ersten Schritt gemacht um ein Nichtraucher zu werden. Wenn Sie die ersten drei Tage durchgehalten haben, dann haben Sie es schon fast geschafft. Nach ca. einer Woche werden auch die Gedanken um die Zigarette weniger werden.

Irgendwann in den nächsten Wochen werden Sie ihn auch erleben, den "Moment der Freiheit". Sie werden keinen einzigen Gedanken mehr an die Zigarette verschwenden und sich freuen, endlich wieder ein freier Mensch zu sein.

Freuen Sie sich, wenn Sie morgens aufwachen und keinen schlechten Geschmack mehr im

Mund haben, freuen Sie sich, dass Sie wieder frei durchatmen können und geistig und körperlich wieder fit sind und weniger Stress haben.

Nur einen Fehler dürfen Sie nicht machen: Tappen Sie nicht ein zweites Mal in die Falle!

Denken Sie immer dran: **Eine Zigarette löst keine Probleme – Im Gegenteil sie erzeugt selbst welche!**

Sie selber haben es in der Hand, ob Sie für immer Nichtraucher bleiben. Falls Sie dennoch irgendwann in Versuchung geraten sollten wieder zu rauchen, dann führen Sie sich stets vor Augen, dass Sie durch das Rauchen keine Vorteile haben werden, sondern nur Nachteile.

Nachdem Sie Ihre letzte Zigarette geraucht haben, sollten Sie auf jeden Fall sämtliche Zigarettenvorräte entsorgen. Hier müssen Sie hart und konsequent sein! Werfen Sie alle Zigarettenschachteln auf den Müll – auch die angebrochene Schachtel in der Schreibtischschublade und auch die im Handschuhfach Ihres Autos. Zum jetzigen Zeitpunkt sind Sie fest entschlossen mit dem Rauchen aufzuhören. Aber was ist in ein paar Wochen oder in ein paar Monaten? Aus eigenen Erfahrungen kann ich sagen, dass die Rückfallquote höher liegt, wenn man noch irgendwo einen kleinen Vorrat an Zigaretten vorrätig hat. Das Leben und unser Alltag ist nun mal leider nicht immer so schön rosig wie in einem

Heimatfilm, sondern es gibt Höhen und Tiefen und oftmals auch Stress, berufliche und private Sorgen. Auch wenn Sie fest entschlossen sind nie wieder zu rauchen, werden Sie gerade in den Wochen als frischer Nichtraucher, immer wieder mit der Versuchung konfrontiert. Wenn Sie dann irgendwann mal ein berufliches oder privates Problem haben oder wenn Sie Stress ausgesetzt sind, dann meldet sich Ihr Unterbewusstsein und sagt Ihnen:

"Wenn Du jetzt eine rauchst, dann wirst Du dich besser fühlen! Komm hol Dir die Schachtel aus der Schreibtischsschublade und zünde Dir genüsslich ein Zigarette an!"

Die Gefahr, dass Sie in einem schwachen Moment der Versuchung erliegen, ist um so größer, wenn Sie in unmittelbarer Nähe noch einen Zigarettenvorrat haben, als wenn Sie extra dafür zum Kiosk müssen. Wenn Sie Ihre letzte Zigarette geraucht haben, dann sollten Sie daher auf jeden Fall alle Zigaretten wegwerfen. Bewaren Sie keine Vorräte auf. Wenn Sie dann später irgendwann in eine stressige Situation geraten, dann atmen Sie ein paar Mal tief durch und sagen Sie zu sich selbst:

"Was würde es jetzt nutzen, wenn ich mir eine Zigarette anzünde? Löst sich das Problem dadurch in Luft aus?"

Denken Sie immer positiv und freuen Sie sich auf ein rauchfreies Leben ohne Zigarette.

Aus Rückfällen lernen

Auch wenn Sie sich jetzt fest vorgenommen haben Nichtraucher zu werden, kann es auch nach Jahren vorkommen, dass Sie mal wieder eine "einzige Zigarette" rauchen.

Die Versuchung ist groß, denn Sie werden sicherlich auch im Bekannten- und Verwandtenkreis noch den einen oder anderen Raucher haben. Zur Geselligkeit raucht man dann mal eine mit und am nächsten Tag tut einem das dann leid. Ist jetzt alles verloren? Werden Sie dann wieder Raucher? Machen Sie wegen des kleinen Rückfalls nicht zu viel Sorgen und werfen Sie dadurch nicht gleich die Flinte ins Korn. Noch ist nichts verloren! Dies gilt aber nur dann, wenn Sie weiterhin davon überzeugt sind, dass das Rauchen eine große Dummheit ist. Sie sollten sich daher fragen:

"Was hat es mir jetzt gebracht, dass ich wieder geraucht habe? Warum musste ich in dem Moment rauchen? Fühle ich mich jetzt besser?"

Seien Sie sich immer bewusst, dass auch eine "einzige Zigarette" unter Umständen eine Kettenreaktion auslösen kann. Stellen Sie sich den Rauch der "einzigen Zigarette" wie ein Haufen aneinandergereihte Dominosteine vor. Wenn ein einziger Stein umfällt, dann fallen möglicherweise auch alle anderen Steine um.

Wenn Sie also aus irgendeinem Grund doch mal wieder eine geraucht haben, dann gehen Sie mit sich selber streng ins Gericht und fragen Sie sich ernsthaft:

"Will ich jetzt wieder Raucher werden, oder gefiel mir die Zeit als Nichtraucher besser?"

Sofern Sie weiterhin der festen Überzeugung sind, dass das Rauchen eine Dummheit ist und dass der Rückfall ein einmaliger Fehltritt war, dann sind Sie auf der sicheren Seite. Sie sind weiterhin ein überzeugter Nichtraucher. Lernen Sie aber für die Zukunft aus diesem Rückfall und rufen Sie sich in ähnlichen Situationen immer wieder vor Augen, dass Ihnen die "einzige Zigarette" nichts bringt.

Führen Sie sich stets vor Augen:

- **Das Rauchen ist out!**
- **Das Rauchen bringt nur Nachteile!**
- **Das Rauchen hat keine Vorteile!**
- **Es gibt ein Leben ohne Zigaretten!**
- **Es ist sogar viel besser als mit Zigaretten!**

Nachwort

Mit dem Rauchen aufzuhören ist keine Sache der Unmöglichkeit – Im Gegenteil, es ist leichter, als viele Leute denken. Wenn Sie es erst geschafft haben Nichtraucher zu werden, dann werden Sie sich sagen: "Warum habe ich es nicht schon früher gemacht?"

Auch Sie können es schaffen, wieder Nichtraucher zu werden. Erinnern Sie sich an die Zeit, wie es früher war, als Sie noch nicht rauchten. Sie können es schaffen wieder rauchfrei zu werden! Wählen Sie einen geeigneten Zeitpunkt, einen Schlusspunkt, wo Sie endgültig mit dem Rauchen aufhören wollen. Sie müssen aber auch wirklich mit dem Rauchen aufhören wollen. Das ist ein besonders wichtiger Punkt! Wollen Sie tatsächlich mit dem Rauchen aufhören oder wollen Sie lieber für immer Raucher bleiben?

Sie haben Ihr eigenes Glück selbst in der Hand! Geben Sie sich noch Heute einen Ruck und fassen Sie den Entschluss wieder Nichtraucher zu werden!

Literaturverzeichnis

Adrian H. Taylor, Michael H. Ussher, Guy Faulkner, The acute effects of exercise on cigarette cravings, withdrawal symptoms, affect and smoking behaviour: a systematic review, University of Exeter, Great Britain 2006

Allen Carr, Endlich Nichtraucher!: Der einfachste Weg, mit dem Rauchen Schluß zu machen, München, 1991

Alexander von Schönburg, Der fröhliche Nichtraucher: Wie man gut gelaunt mit dem Rauchen aufhört, Reinbek, 2003

Bundesministeriums für Gesundheit, Studie "Rauchen in Film und Fernsehen - Wirkungen auf Kinder und Jugendliche", durchgeführt von PD Dr. Rainer Hanewinkel und Dr. James D. Sargent vom Institut für Therapieforschung, Kiel.

BZgA, "Auf dem Weg zur Rauchfreien Schule. Ein Leitfaden für Pädagogen zum Umgang mit dem Rauchen. Inhaltsstoffe des Zigarettenrauchs.", 2003

California Environmental Protection Agency, Office of Environmental Health Hazard Assessment. "Health Effects of Exposure to Environmental Tobacco Smoke." Tobacco Control Vol. 6, No. 4, 1997.

Christoph Fehr et al. "Association of Low Striatal Dopamine D2 Receptor Availability With Nicotine Dependence Similar to That Seen With Other Drugs of Abuse"; American Journal of Psychiatry, published online March 3, 2008

CONFERENCE BOARD OF CANADA. Report on incremental costs of employing a worker who smokes. Ottawa, Health Canada, 1995.

DAK und Zeitschrift healthy living, "Jugend hat keine Zeit für Brötchen und Co.", Repräsentative Studie: Wie frühstücken die Deutschen? April 2007

Deutsche Gesellschaft für Ernährung e. V, "Beeinflusst Rauchen das Gewicht?", Mai 2006

Deutsches Krebsforschungszentrum (Hrsg.): Passivrauchen – ein unterschätztes Gesundheitsrisiko, Heidelberg, 2005

Doll, R. et al. Mortality in relation to smoking: 40 years' observations on male British doctors. British medical journal, 309: 901–911 (1994).

Fagerström KO, Schneider NG. Measuring nicotine dependence: A review of the Fagerström Tolerance Questionnaire. J Behav Med. 1989; 12:159-181.

Frauenzeitschrift Laura Nr. 32/2008 (EVT 30. Juli 2008), Studie: "Frühstücken macht schlank!"

Gesundheitsmagazin "Apotheken Umschau" 7/2008 B

Health effects of exposure to environmental tobacco smoke. The report of the California Environmental Protection Agency. Rockville, MD, National Cancer Institute, 1999 (Smoking and Tobacco Control Monograph 10).

J. He, et al. "Passive Smoking and the Risk of Coronary Heart Disease—A Meta-Analysis of Epidemiologic Studies," New England Journal of Medicine, Vol. 340, (1999), pp.920-6 and M.W. Law et al. "Environmental Tobacco Smoke Exposure and Ischaemic Heart Disease: An Evaluation of the Evidence." British Medical Journal, Vol. 315, (997) pp. 973-980.

Kenneth A. Perkins, Cynthia A. Conklin, Michele D. Levine, "Cognitive-Behavioral Therapy for Smoking Cessation: A Practical Guidebook to the Most Effective Treatments", USA 2007

Knut-Olaf Haustein, Tabakabhängigkeit: Gesundheitliche Schäden durch das Rauchen, Berlin, 2008

MacFarland, Jaspar Wayne, und Elman J. Folkenberg, "Wie Sie in 5 Tagen das Rauchen aufgeben", aus d. Amerikan. übertr. von Wolfgang Maier, Wien 1988

Michael Mannion, "How to Help Your Teenager Stop Smoking", USA 2000

National Cancer Institute. Population Based Smoking Cessation: Proceedings of a Conference on What Works to Influence Cessation in the General Population, Smoking and Tobacco Control Monograph No. 12. NIH Pub. No. 00-4892, November 2000.

P. Brennan, et al. "Secondhand smoke exposure in adulthood and risk of lung cancer among never smokers: A pooled analysis of two large studies." International Journal of Cancer. Vol. 109, No. 1, December 2003, pp. 125- 131.

PARROT, S. ET AL. Costs of employee smoking in the workplace in Scotland. Tobacco control, 9:187–192 (2000).

Paul McKenna, Ab heute Nichtraucher!: Dauerhaft aufhören ohne Gewichtszunahme, München, 2008

Royal College of Physicians. Nicotine Addiction in Britain. A Report of the Tobacco Advisory Group of the Royal College of Physicians; London, 2000

Statistisches Bundesamt, Fachserie 14, Reihe 9.1.1, 2007, Finanzen und Steuern - Absatz von Tabakwaren

Statistische Bundesamt (Destatis), Pressemitteilung zum "Internationalen Tag gegen Drogenmissbrauch"

Tobacco Control 2005, Health consequences of smoking 1–4 cigarettes per day

Tagesspiegel, Ausgabe 19.01.2008
US Department of Health & Human Services: The Health Consequences of Smoking: Nicotine Addiction. A Report of the Surgeon General. Report 1988.

WHO-Regionalbüro für Europa, Kopenhagen, Presse-Info EURO/04/02

YouGov Panel Deutschland, Marktforschungs-Institut psychonomics

Weitere Informationen zum Buch und Bestellmöglichkeiten finden Sie im Internet unter der
Adresse:

www.nichtraucher-buch.com

Buch-Empfehlung

Jan Siefken:
"Internetmarketing durch Suchmaschinenoptimierung von Webseiten - Mehr Besucher durch Suchmaschinen"

Verlag: Books on Demand Gmbh;
Auflage: 1 (Mai 2008)
ISBN-10: 383703061X
ISBN-13: 978-3837030617
Preis: 9,99 Euro

Kurzbeschreibung:
Mehr Besucher durch Suchmaschinen! Bringen Sie Ihre Homepage auf Top-Positionen bei den Suchmaschinen Google, Yahoo und MSN! Mit diesem Buch wird gezeigt, wie mit Suchmaschinenoptimierung von Webseiten ein erfolgreiches Internetmarketing stattfinden kann. Der Besucherstrom aus den Ergebnisseiten der jeweiligen Suchmaschinen auf eine Webseite ist umso stärker, je höher die entsprechende Webseite im Ranking platziert ist. Dieses Buch wendet sich an den Webmaster, der kommerziell oder auch privat eine Homepage betreibt und das Ranking der Webseite in den Suchmaschinen verbessern will. Schritt für Schritt wird auch dem Einsteiger, der sich bisher noch nicht mit der Materie Suchmaschinenoptimierung befasst hat erklärt, welche Maßnahmen notwendig sind um mit einer Homepage besser in den Suchmaschinen gelistet zu werden.